TECHNIK DER INHALATIONSTHERAPIE

VON

DR. A. MUSZKAT

KURARZT IN BAD REICHENHALL

MIT 23 ABBILDUNGEN

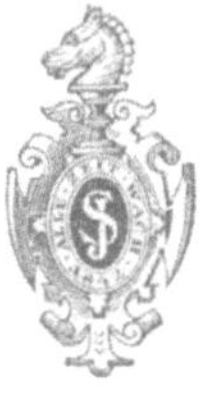

BERLIN

VERLAG VON JULIUS SPRINGER

1923

ISBN-13: 978-3-642-98359-7   e-ISBN-13: 978-3-642-99171-4
DOI: 10.1007/978-3-642-99171-4

Vorwort.

Diese Arbeit wurde vor dem Weltkriege begonnen. Durch mehrjährige Tätigkeit in Kriegslazaretten und im Felde unterbrochen, habe ich sie nunmehr nach den Erfahrungen der letzten Jahre umgearbeitet und vollendet.

In der ursprünglichen Anlage war ein theoretischer Teil vorgesehen, der nicht zuletzt wegen der überaus hohen Herstellungskosten wegbleiben mußte. Das Werk enthält jedoch alles, was der Arzt für die Technik der Inhalationsbehandlung wissen muß.

Als ich vor anderthalb Jahrzehnten meine Tätigkeit in Bad Reichenhall aufnahm, war wohl ein zusammenfassendes Werk über diese Materie vorhanden: ,,Respiratorische Therapie'' von OERTEL im Handbuch der allgemeinen Therapie von ZIEMSSEN (Leipzig 1882), aber es entsprach schon damals nicht mehr den Anschauungen und Errungenschaften dieses Spezialfaches.

Wollte man sich in diesem Zweige der Medizin orientieren, so war man auf mehr oder weniger ausführliche Abhandlungen in Handbüchern über physikalische oder innere Therapie und Encyklopädien angewiesen. Auch eine Unmenge von Artikeln in Fachzeitschriften stand einem zu Gebote. Daß dabei keine lückenlose systematische Kenntnis der Materie erworben werden konnte, ist einleuchtend.

Wenn man bedenkt, daß die Technik in diesen 40 Jahren seit dem Erscheinen des OERTEL'schen Buches geradezu ungeahnte Fortschritte gemacht hat, wird man verstehen, daß die vorhandene Lücke in der Fachliteratur immer fühlbarer wird.

Die scheinbar leichte Durchführbarkeit von Inhalationen hat selbst in Fachkreisen eine große Gleichgültigkeit der Technik gegenüber hervorgerufen. Dies hatte zur Folge, daß die Therapie selbst nicht die Wertschätzung genießt, die ihr im Rahmen der allgemeinen Behandlungsweise der Atmungsorgane zukommt. Es erschien mir daher wichtig, unter Berücksichtigung aller Facharbeiten bis auf die heutige Zeit und unterstützt durch meine eigenen Erfahrungen eine Zusammenfassung aller Fragen zu veröffentlichen, welche die Technik der Inhalationstherapie berühren. Kaum in irgend einem Zweige der Heilkunde ist die Art und Weise der Anwendung von solcher Bedeutung wie bei der Inhalationstherapie. Von ihr hängt schlechterdings der Erfolg ab. Erst wenn der Arzt sein Handwerkszeug gründlich kennt, ist er in der Lage, mit ihm sinngemäß zu arbeiten. Der Zweck dieses Buches ist, ihn zu befähigen, rationelle Inhalationstherapie zu treiben. Möge es diesen Zweck erfüllen!

Bad Reichenhall, April 1923.

A. Muszkat.

Inhaltsverzeichnis.

Geschichte der Inhalations-Therapie.

Schon in der grauen Vorzeit scheinen darüber Vorstellungen bestanden zu haben, daß man die Einatmungsluft durch Verbrennung bestimmter Substanzen in einer Weise verändern kann, die für den menschlichen Organismus von Vorteil zu sein vermag. Diese Vorstellungen können als die Wiege der Inhalationstherapie angesehen werden. Wenn z. B. HOMER von Odysseus erzählt, daß er nach Erschlagung der Freier das Gemach mit Schwefeldämpfen desinfiziert habe und diese als $\varkappa\alpha\varkappa\tilde{\omega}\nu\ \mathring{\alpha}\varkappa o\varsigma$ = Heilmittel gegen Böses bezeichnet, so schlummert in dieser Verrichtung neben der abergläubischen Vorstellung, daß man durch sie böse Dämonen verscheuchen könnte, als welche übrigens auch die Krankheiten angesehen wurden, der Gedanke, die durch Leichen verpestete Luft zu verbessern. Aus diesem dunklen Tasten wurde langsam ein zielbewußtes Handeln.

Der Erste, der systematische Räucherungen zu Heilzwecken anwandte, und zweckentsprechende Vorrichtungen dafür angab, war HIPPOKRATES. Er empfahl über ein Gefäß die Hälfte einer ausgehöhlten Coloquinte zu stülpen und durch ein Loch in ihr Dämpfe einzuatmen oder auch direkt aus einem Topf mit durchbohrtem Deckel, von dem ein Schilfrohr ausgeht, zu inhalieren. Zum Schutze gegen die Hitze sollte die Umgebung des Mundes mit nassen Schwämmen versehen werden. AËTIUS wandte statt des Rohrhalmes ein ausgeblasenes Ei an, um Verbrennungen mit dem heiß gewordenen Ende des Rohres zu verhüten. In der Folgezeit empfahl PLINIUS Brustkranken Räucherungen mit Fichtennadeln als gutes Expectorans auf Grund der Beobachtung, daß ihnen Aufenthalt in Wäldern wohl tat. GALEN schätzte bei phthisischen Geschwüren die austrocknende Wirkung der Luft in der Nähe vulkanischer Berge, die er auf das Ausströmen schwefliger Dämpfe zurückführte. Im 3. und 4. Jahrhundert n. Chr. begegnen wir Empfehlungen von Räucherungen durch Verbrennen von Aristolochia, Schwefel, Tannenknospen oder Stücken alter Taue bei Asthma und Verschleimung (Antyllus). Auch in der arabischen Heilkunde des 9. Jahrhunderts spielen Räucherungen balsamischer Mittel bei Brustkrankheiten eine große Rolle (Rhazes).

Aber erst Mitte des 17. Jahrhunderts wurde von Bennet zwischen zwei Arten von Inhalationen scharf geschieden, den Halitus und Suffitus. Bei ersteren handelt es sich um das Einatmen von Wasserdämpfen nach Übergießen aromatischer Kräuter mit kochendem Wasser, bei den letzteren um die Entwicklung trockener balsamischer Dämpfe. So sehr beschäftigen Inhalationen die Ärzte in jener Zeit, daß im 18. Jahrhundert Mascagni den Ausspruch tat: „Wenn je ein Spezifikum gegen die Schwindsucht entdeckt werden sollte, so wird es durch die Luftröhre dem Organismus zugeführt werden müssen.‟ Auch die von dem englischen Arzt Read 1767 empfohlenen Kuhstallkuren bei Schwindsüchtigen waren mit der Vorstellung verknüpft, daß die Einatmung gewisser Dünste eine Heilkraft für das Leiden besitzen.

Mit der Entdeckung des Sauerstoffes durch Priestley und Scheele im Jahre 1774 wandte sich das Interesse der Ärzte auch den Inhalationen von Gasen bestimmter chemischer Beschaffenheit und Zusammensetzung zu. Poulle, Ferro, Fourcroy und namentlich Thomas Beddoes traten für die Heilwirkung von Sauerstoffinhalationen bei gewissen Leiden ein. Letzterer machte auch Versuche mit Kohlensäure, Stickstoff und Wasserstoff. Aber die großen Erwartungen, welche man auf den „lebensunterhaltenden‟ Sauerstoff setzte, wurden bald zunichte und so geriet er einige Jahrzehnte in Vergessenheit. Erst Mitte des 19. Jahrhunderts kamen die Sauerstoffinhalationen wieder in Aufnahme, in Deutschland namentlich auf Betreiben Waldenburg's. Aber nun setzte die Kritik der Physiologen ein, welche anzweifelten, ob beim Atmen reinen Sauerstoffes das Blut mehr Sauerstoff aufnehmen könnte als beim Atmen in gewöhnlicher atmosphärischer Luft. Hinderten solche Bedenken die Einbürgerung dieses Zweiges der Inhalationstherapie, so wurden sie später von A. Loewy wieder zerstreut, indem er einräumte, daß eine Anreicherung des

Blutes mit Sauerstoff bei den Erkrankungen der Luftwege möglich wäre, wo die inspiratorisch zugeführte Sauerstoffmenge zur Arterialisierung des Blutes nicht zureicht, also bei Bronchitis, Bronchiolitis, Asthma bronchiale, Stenosen der größeren Luftwege, Pneumonie und Stauungskatarrhen. Dasselbe bestätigten die verschiedensten erfahrenen Kliniker, vor allem M. Michaelis, dessen im Jahre 1906 erschienenes Handbuch der Sauerstofftherapie den Gegenstand zum ersten mal erschöpfend und grundlegend behandelte.

Inzwischen wurde zu Anfang des 19. Jahrhunderts infolge der Berührung mit Ostindien die Aufmerksamkeit der Ärzte wieder mehr auf den Nutzen von Räucherungen bei Asthma gelenkt.

Aber auch nach einer neuen Richtung hin bewegte sich das Interesse der Inhalationstherapeuten. Schon Aretaeus und Galen hatten das Seefahren und das Bewohnen der Meeresufer als das vorzüglichste Mittel gegen Phthise empfohlen. Man wußte, daß die Seeluft die festen Salzteile des Meeres suspendiert enthält, weil durch den andauernden Wellenschlag und die Brandung fortwährend Seewasser in die Luft spritzt und dann mit dem Luftstrom fortgerissen wird. Ähnlich liegen die Verhältnisse bei den Gradierhäusern, welche ursprünglich nur zur Salzbereitung aufgeführt wurden. Angeregt durch diese Beobachtungen konstruierte Lobethal 1841 und nach ihm Hirzel 1845 eine Fontäne, die in einem geschlossenen Raume Seewasser zerstäubte. 1849 errichtete Auphan in Euzet-Les-Bains ein Inhalatorium, in welchem das dortige Mineralwasser durch Anprallen gegen eine Wand zerstäubt wurde. Ähnlich war das Vaporatorium in Lamothe-Les-Bains. Hier stürzte eine Wassersäule aus einer Höhe von 7 m durch eine große Zahl kleiner Öffnungen in einzelnen Wasserfällen herab und diese brachen sich an den Wänden des Saales. Hierbei dachte man aber wohl nur daran, die flüchtigen Substanzen, wie Schwefelwasserstoff, Wasserdampf etc., in möglichst großer Quantität aus dem Mineralwasser frei zu machen, hingegen nicht an die nicht flüchtigen Anteile.

Zielbewußter ging Sales Girons, Badearzt in Pierrefond, vor, welchen man als den Vater der Flüssigkeitszerstäubung bezeichnen kann. Er errichtete 1856 ein Vaporatorium, in welchem er zunächst nur die Schwefelquellen seines Badeortes zerstäubte, konstruierte aber 1858 einen transportablen Pulverisationsapparat, mit Hilfe dessen jede beliebige Flüssigkeit versprüht werden konnte. Im folgenden Jahre erschien ein zweiter transportabler Zerstäubungsapparat nach den Angaben MATHIEU's und TIRMAN's, welcher auf einem anderen Prinzip beruhte wie der erste. Nachdem so die Mittel zu einer ausgiebigen Flüssigkeitszerstäubung gegeben waren, führte das Jahr 1861 die Streiter für und wider die neue Inhalationsmethode auf den Plan. Im wesentlichen war die Pariser Académie de médecine der Schauplatz dieser Kämpfe. Im Beginn wurde der Kernpunkt der Frage etwas verschoben. Es wurde nicht so sehr darum gestritten, ob und wieviel Flüssigkeitsstaub die tieferen Luftwege erreicht, als vielmehr, ob durch die Pulverisation der Nebel nicht sowohl in seiner Temperatur als in seiner chemischen Zusammensetzung wesentlich verändert wird. Die Abkühlung ist ohne weiteres zuzugeben, für die Schwefelwässer auch die Einbuße an ursprünglichen Schwefelverbindungen. Bei anderen wässrigen Lösungen aber findet durch diese Zerstäubungsart eine chemische Veränderung im allgemeinen nicht statt. Wichtiger sind die Einwände zu nennen, welche bestritten, daß Flüssigkeitsstaub überhaupt die tieferen Luftwege erreichen kann. PIÉTRA-SANTA und BRIAU waren die ersten, welche in dieser Hinsicht auf Grund von Tierversuchen und klinischen Beobachtungen Zweifel erhoben. Auch FOURNIÉ, der das Eindringen von festen Stäubchen zugab, konnte sich bei Tieren von dem tieferen Eindringen flüssigen Staubes nicht überzeugen. Erst DEMARQUAY gelang es unter Schaffung günstigerer Experimentalverhältnisse, den Nachweis zu führen, daß Flüssigkeitsstaub auch bis über die Glottis hinaus, ja bis in die Lungen vorzudringen vermag. Der laryngoskopische Nachweis in der Trachea glückte zum ersten Male MOURA-BOUROUILLON. Das Verdienst AUPHAN's schließlich ist es, als erster auf die große Resorptionsfähigkeit der Respirationsschleimhaut hingewiesen zu haben, welche den Nachweis eingedrungenen Flüssigkeitsstaubes erschwert. Der Gegenstand erschien so wichtig, und die Ansichten über den Wert der neuen Methode lauteten so entgegengesetzt, daß die Pariser Académie de médecine sich veranlaßt sah, eine Kommission einzusetzen, welche die strittigen Fragen eingehend prüfen sollte. Am 7. Januar 1862 gab POGGIALE als Berichterstatter der Kommission eine gründliche Darlegung des Sachverhaltes. Er kommt zu dem Schlusse, daß die Experimente an

Tieren und Menschen ohne Zweifel das Eindringen pulverisierter Flüssigkeit erweisen. Was die therapeutischen Erfolge anlangt, so könnte sich die Kommission auf Grund der vorliegenden sich heftig widersprechenden Berichte noch nicht entschließen, ein definitives Urteil abzugeben. Bemerkenswert ist, daß in der darauffolgenden Diskussion TROUSSEAU warm für die neue Methode eintrat. Für ihn besteht nicht nur kein Zweifel, daß Flüssigkeiten eindringen, sondern er warnt sogar vor Übertreibung bei Inhalation, weil sie erfahrungsgemäß infolge zu ausgiebigen Eindringens des Nebels Pleuropneumonie hervorrufen kann. Auch seine günstigen therapeutischen Erfahrungen legte er in die Wagschale. Das Schlußergebnis der Debatte war, daß die Akademie sich mit den Ausführungen und Schlußfolgerungen des Berichterstatters einverstanden erklärte.

Hiermit war von einer maßgebenden Versammlung ein gründliches Urteil über die neue Methode gefällt worden. Theoretisch fiel das Urteil durchaus günstig aus, praktisch blieb der therapeutische Wert der Methode noch eine offene Frage.

An der Lösung dieser Frage arbeiteten nach den französischen zuerst russische Ärzte (ZDEKAUER, LINGEN, WISTINGHAUSEN). Bald aber erschienen auch die ersten Arbeiten aus Deutschland. Das sehr bemerkenswerte Verdienst, die neue Methode in Deutschland zuerst angewandt und, gestützt auf eigene Beobachtungen, empfohlen zu haben, gebührt FRIEDRICH FIEBER in Wien. In den verschiedenen Zeitschriften veröffentlichte er eine größere Reihe von genauen Krankenberichten, die den praktischen Wert der neuen Methode für die Lokaltherapie des Respirationstractus dartaten. Im Jahre 1865 gab er dann eine zusammenfassende Broschüre über diesen Gegenstand heraus.

Nicht viel später als in Wien brach sich die neue Methode auch in Berlin Bahn. In einem Vortrage vor der Berliner medizinischen Gesellschaft referierte 1862 TOBOLD über dieses Thema und erweckte überschwängliche Erwartungen. Zu gleicher Zeit demonstrierten LEWIN und WALDENBURG neue Pulverisationsapparate, welche sich vor den französischen durch Einfachheit, größere Zweckmäßigkeit und wohlfeileren Preis auszeichneten und dadurch der Verbreitung dieser neuen Therapie wesentlichen Vorschub leisteten. In noch höherem Maße gebührt dieses Verdienst BERGSON, welcher 1863 mit seinem „Hydrokonium" das technische Problem der

Zerstäubung von Flüssigkeiten auf neuartige und ingeniöse Weise vereinfachte.

1863 erscheint dann die erste größere Monographie von Lewin, „Beiträge zur Inhalationstherapie in Krankheiten der Respirationsorgane", die schon zwei Jahre später eine 2. Auflage erlebt. Dieselbe enthält eine so reichhaltige Kasuistik von mit Inhalationen behandelten Affektionen des Respirationstractus, daß die neuartige Behandlungsweise fortan aus der Reihe der noch zweifelhaften therapeutischen Methoden heraustrat, und ihr ein berechtigter Platz unter den übrigen Heilverfahren angewiesen wurde. Im Frühjahr 1864 kommt auch die erste Auflage des Waldenburgschen umfassenden Lehrbuches heraus, betitelt „Die Inhalationen der zerstäubten Flüssigkeiten in ihrer Wirkung auf die Krankheiten der Atmungsorgane".

Nun mehren sich die Veröffentlichungen im günstigen Sinne. Anerkannte Laryngologen und Internisten, wie Schnitzler, Störk, Gerhardt, Biermer verwenden sich für die Methode.

Einen neuen mächtigen Anstoß für die Verbreitung der Zerstäubungsinhalation bringt die Erfindung Siegle's im Jahre 1863, welcher bei seinem Apparat zum ersten mal Dampf als treibende Kraft benützt. Dieser Apparat übertraf alle bisher angewandten an Bequemlichkeit und Leichtigkeit der Handhabung sowie an Billigkeit. Er löste zugleich das Problem, dem Inhalationsnebel eine gewisse Wärme mitzuteilen, ein Problem, mit welchem die Franzosen sich vergeblich abgemüht hatten.

Erst verhältnismäßig spät fand die neue Methode in England und Amerika Eingang. In England veröffentlichte Beigel 1866 eine empfehlende Schrift, nachdem schon im Jahre vorher Morell Mackenzie das Eindringen zerstäubter Flüssigkeiten in die Luftwege experimentell bewiesen und die Methode therapeutisch angewandt hatte. In Amerika war es Da Costa, Arzt am Pennsylvania Hospital in Philadelphia, welcher auf Grund günstiger therapeutischer Erfahrungen für die neuartige Behandlungsweise aufs wärmste eintrat.

Wenn wir noch erwähnen, daß von Waldenburg, dem unermüdlichen Forscher auf dem Gebiete der physikalischen Therapie von Respirationskrankheiten, durch Erhöhung bezw. Erniedrigung des Druckes der einzuatmenden Luft (pneumatische Inhalation) 1873 ein neuer Gesichtspunkt in die uns beschäftigende Materie gebracht wurde, und daß Cube im darauffolgenden Jahre diesen pneumatischen Inhalationen Medikamente beigesellte, so steht der Rohbau dieses Zweiges der Therapie fertig vor uns, wie ihn Oertel in seinem klassischen Buch „Respiratorische Therapie" 1882 aufgezeichnet hat.

Es galt nun, den Bau zu vollenden und ihn auch innerlich so auszugestalten, daß er ein harmonisches Ganzes darstellte. Diesem Beginnen kamen um das Ende des vorigen Jahrhunderts und in noch viel höherem Grade zu Anfang des unsrigen die riesenhaften Fortschritte auf dem gesamten Gebiete der Technik zugute. Sie ermöglichten eine immer genauere Durchforschung der Wirkung von Inhalationen auf den tierischen und menschlichen Organismus, sie waren es auch, die uns stets wieder neue pharmazeutische Produkte für die Inhalationstherapie an die Hand gaben, und ihnen ist es nicht zuletzt zu verdanken, daß die Apparatur eine ungeahnte Mannigfaltigkeit und Präzision erfahren hat und damit den verschiedenartigsten Bedürfnissen genügen konnte. Wenden wir uns zunächst der Ausgestaltung der Apparate zu, so finden wir eine emsige Tätigkeit, sowohl die Inhalation fester Körper, wie Flüssigkeitsstaubes und Schwadens, wie auch von Dünsten und Gasen in der wirksamsten Weise nutzbar zu machen. Trockeninhalationen erfahren hierbei in neuester Zeit eine ebenso große Berücksichtigung (Wenzel & Reismann, Körting) wie feuchte, bei denen namentlich Wert auf die Menge und Kleinheit der zerstäubten Tröpfchen gelegt wird (Wassmuth, Bulling, Reif, Clar, Spiess). Genaue Regelung der Temperatur ist ein weiteres Ziel, das sich die Erfinder von Inhalationsapparaten stecken (Jahr, Bulling, Heryng). Eine andere Bestrebung ist wiederum die, bei der Einatmung erwärmter flüchtiger Medikamente einen vollen Nutzeffekt zu erzielen (Schreiber, Heryng, Saenger). Die Bereicherung unseres Heilschatzes durch immer neue pharmazeutische Produkte war sicherlich geeignet, Verwirrung in unseren Zweig der Therapie hineinzutragen. Ein Heer von Präparaten wurde zur Inhalation empfohlen, welche wegen ihrer Wirkungslosigkeit bezw. Schädlichkeit die Methode als solche diskreditierten. Ich erinnere aber daran, daß die Hochflut von Medikamenten uns auch solche gebracht hat, die wir heute in der Inhalationstherapie nicht mehr gerne missen möchten, so das Lignosulfit, die Nebennierenpräparate, das phenylpropiolsaure Natrium, das Chlorcalcium. Mit den feinsten Mitteln der Technik wurde schließlich der Frage nachgegangen, welche schon Mitte des vorigenJahrhunderts die medizinische Welt in Spannung hielt, nämlich ob überhaupt und wie tief Inhalationsmedien in die Luftwege einzudringen vermögen. Geistreiche Modellversuche, minutiöseste Auswahl von Färbemethoden, Hinweis auf die Wichtigkeit feiner Zerstäubung und das verschiedene Verhalten verschiedener Flüssigkeiten, Bestimmung der Tröpfchengröße, Studium der Resorptionsverhältnisse, alles das wurde Gegenstand lebhaftester Erörterung, an welcher Namen wie SAENGER, EMMERICH, KAESTLE, SAFRANEK, KAPRALIK und SCHRÖTTER in erster Linie beteiligt sind. Jüngsten Datums sind die überaus genauen wissenschaftlichen Untersuchungen von W. HEUBNER, die insofern für die Zukunft noch von Bedeutung werden können, als sie auf Grund quantitativer Bestimmung von eingedrungener Flüssigkeit den Versuch unternehmen, zu genauer Dosierung bei Inhalationen zu gelangen, und diese nicht allein als lokale Therapie bei Atmungserkrankungen nutzbar zu machen, sondern auch auf dem Wege der Resorption durch die Respirationsschleimhaut zur Beeinflussung anderer Organe heranzuziehen. Er unternimmt es auch, ein Regulativ aufzustellen, nach welchem Apparate auf ihre Leistungsfähigkeit geprüft werden können.

So beweist uns der Lauf der Geschichte, daß die Inhalationstherapie aus empirischen Anfängen sich zu einer mehr und mehr exakten Wissenschaft herauskristallisiert hat.

Allgemeiner Teil.

I. Die wirksamen Komponenten der Inhalationstherapie.

Die Inhalationstherapie nimmt innerhalb der Heilkunde eine eigenartige Stellung ein. Sie arbeitet zugleich mit chemischen und physikalischen Faktoren und oft sind letztere ein wesentliches Unterstützungsmittel der ersteren. Also nicht allein die Wirkung des Medikamentes ist maßgebend, sondern ebensowohl der Feuchtigkeitsgehalt, die Temperatur und die mechanische Gewalt des eindringenden Inhalationsmediums. Auch sein Aggregatzustand hat eine Bedeutung. Schließlich ist noch zu berücksichtigen, daß die Patienten bei Gelegenheit der Inhalation zu einer Disziplinierung ihrer Atmung angehalten werden können, deren Heilwert in den meisten Fällen nicht zu unterschätzen ist.

Was nun zunächst die pharmakologische Wirkung auf die Atmungsorgane anlangt, so ist sie ebensowohl lokal als auch resorptiv. An Ort und Stelle des Auftreffens ist das Medikament imstande, sich den pathologischen Sekreten beizugesellen und je nach seiner Beschaffenheit lösend, desinfizierend usw. einzuwirken. Allein auch in der Schleimhaut selbst ruft es eine Umstimmung hervor. In Fällen aber, wo die Bronchien oder Bronchiolen mit Sekret verstopft sind, entfaltet sich nach der Auffassung Robinson's[1]) die Wirkung des Medikamentes an der Grenze zwischen gesundem und krankem Gebiet. Die entzündete Bronchialschleimhaut kommt zur Abschwellung, das Sekret wird verflüssigt und expektoriert. So gelangt das Medikament schrittweise tiefer. Neben dieser lokalen Wirkung ist aber auch die resorptive in Rechnung zu setzen. Daß die Respirationsschleimhaut in hervorragendem Maße mit einer Resorptionsfähigkeit ausgestattet ist, kann nach den zahlreich angestellten Experimenten nicht mehr bezweifelt werden. Zuletzt war es W. Heubner[2]), welcher selbst für wasserunlösliche Partikelchen ein auffallendes Resorptionsvermögen feststellte. Solche resorbierten Inhalationsmittel aber kommen auf der Respirationsschleimhaut unverändert oder verändert wieder zur Ausscheidung und entfalten dort eine Wirkung, so daß der pathologische Prozeß sozusagen gleichzeitig von zwei Seiten angegriffen wird.

Nicht unwesentlich wird die medikamentöse Heilwirkung unterstützt durch Änderung der relativen Feuchtigkeit der eingeatmeten Luft. Wir treiben also zugleich hydriatische Therapie. Durch Anwendung von Inhalationen zerstäubter Flüssigkeiten oder von Schwaden sind wir imstande, die Inspirationsluft mit Wasserdampf zu sättigen bezw. zu übersättigen und auf diese Weise den Atmungsorganen bei der Exspiration eine Wasserverdunstung zu ersparen. Das bedeutet aber bei vielen Erkrankungen dieser Organe eine höchst willkommene Schonung. Solche Inhalationen beseitigen das Gefühl von Hitze und Trockenheit und wirken daher auch schmerzstillend. Umgekehrt rufen Einatmungen trockener Pulver infolge ihrer mehr oder weniger großen Hygroskopie auf der Schleimhaut eine Wasserentziehung hervor, was wieder bei anderen Erkrankungen wünschenswert erscheint. Zuführung von Wasser beschleunigt überdies die Lösung von Sekret, besonders wenn die Kondensation des Wassers im Moment der Berührung mit der Schleimhaut stattfindet (Christen[3]).

Ein drittes Moment der Einwirkung ist die thermische, deren Bedeutung bei der Verordnung von Inhalationen noch viel zu wenig berücksichtigt wird. Wohl muß man sich vor Augen halten, daß die Temperatur von Inhalationsmedien namentlich in den tieferen Teilen des Respirationstractus nicht zur vollen Auswirkung gelangen kann, da sie sehr schnell Blutwärme annimmt. Im Anfangsteil des Respirationssystems aber liegen die Verhältnisse günstiger. Hier kann man mit kühlen bezw. kalten Inhalationen beruhigend, schmerzstillend und erfrischend wirken, während warme bezw. heiße Temperaturen durch Erzeugung von aktiver Hyperämie den lokalen Stoffwechsel anregen, die Drüsenfunktion steigern und die Kraft der ansteckenden Keime und Toxine schwächen. Langsam abgekühlte Inhalationen schließlich dienen der Abhärtung der Schleimhaut, indem durch sie der

Gefäßtonus in gleicher Weise geübt wird wie bei der äußeren Haut durch hydrotherapeutische Prozeduren. Neuerdings werden zu diesem Zwecke auch wechselwarme Inhalationen empfohlen.

In gleicher Weise wie die thermischen Faktoren werden die mechanischen bei Gebrauch von Inhalationen im wesentlichen nur auf die oberen Luftwege eine Wirkung ausüben können. Die Gewalt, mit welcher der Inhalationsspray ihre Wände bezw. das dort anhaftende Sekret trifft, kann bei gewissen Zerstäubungsapparaten so groß sein, daß er ähnlich einer Vibrationsmassage wirkt und zähe pathologische Produkte direkt fortspült.

Mit all diesen verschiedenartigen Wirkungsmöglichkeiten ist noch eine Gymnastik der Atmungsorgane verknüpft. Die tieferen und kräftigeren Respirationen, die wir beim Inhalieren vorschreiben können, verbessern die Lungendurchlüftung und stärken durch Übung die Atmungsmuskeln. Sie haben aber auch einen Einfluß auf die Zirkulationsverhältnisse der Atmungsorgane, da die Blutversorgung in stärker funktionierenden Organen besser wird. Ferner wirken sie auf das in den Luftwegen angesammelte Sekret ein. Der Luftstrom, der über das Sekret dahinsaust, ruft eine Reibung hervor, die ihrerseits das Sekret lockert. Je größer die Strömungsgeschwindigkeit des Luftstromes ist, um so stärker ist die Reibung. Tiefe aber langsame Einatmungen und rasche ausgiebige Ausatmungen werden also dazu beitragen, das Sekret vornehmlich in der Ausatmungsphase zu lockern und zur Expektoration zu bringen. In welchen Fällen sich diese aktive Lungengymnastik verbietet, wird in einem späteren Kapitel abzuhandeln sein. Hier sei nur noch erwähnt, daß bei der pneumatischen und Vibroinhalation mit der medikamentösen Beeinflussung auch eine passive Lungengymnastik verbunden wird.

II. Allgemeine Verhaltungsmassregeln.

Eine Therapie kann an und für sich noch so gut und zweckmäßig sein; wenn sie technisch falsch angewendet wird, versagt sie. Dieser Satz gilt namentlich auch für die Inhalationstherapie, zu deren wirksamer Durchführung eine ganze Reihe von Technizismen notwendig ist.

Zunächst muß verlangt werden, daß der Patient vollkommen ausgeruht die Inhalation beginnt. Vorhergegangene Aufregung oder Anstrengung ist geeignet, den Erfolg der Inhalation in Frage zu stellen, da sie die Respiration oberflächlich gestaltet und infolgedessen eine tiefere Wirkung von vornherein ausschließt. Wendet man aber kühle Nebel an, so besteht außerdem die Gefahr der Erkältung, wenn man die erhitzenden Momente nicht vorher ganz zur Beruhigung kommen läßt. Es empfiehlt sich auch nicht, unmittelbar nach einer Mahlzeit zu inhalieren, weil erstens die Exkursionsfähigkeit des Zwerchfells durch einen gefüllten Magen erheblich beschränkt wird, zweitens aber durch den Inhalationsstrom Zungengrund, Gaumen und Rachen gereizt wird, und es leicht zu Würgen, Aufstoßen und Erbrechen kommen kann. Während der Inhalation ist es durchaus notwendig, daß die Aufmerksamkeit des Patienten durch nichts von ihr abgelenkt wird. In Haltung und Atmung muß er, wie wir weiter unten sehen werden, so vieles gleichzeitig beobachten, daß volle Konzentration seines Geistes gefordert werden muß. Es ist also weder angängig, daß der Patient den Inhalationsapparat selbst bedient, noch daß er sich während der Dauer der Inhalation unterhält oder unterhalten wird, noch aber auch, daß er dabei liest. Um die Patienten bei Zerstäubung von Flüssigkeiten in Kabinen vor Durchfeuchtung der Kleidung und der Haare zu schützen, lasse man sie leinene Mäntel und Hauben anlegen. Nach der Beendigung der Inhalation ist es, besonders wenn sie warm verabreicht wurde, angezeigt, den Patienten 10—15 Minuten in einem Zimmer ausruhen zu lassen, ehe er an die Luft geht. Auch verbiete man ihm für $\frac{1}{2}$ bis 1 Stunde das Sprechen und Rauchen, um die Inhalationswirkung nicht vorzeitig zu paralysieren.

Von entscheidender Bedeutung für die Wirksamkeit von Inhalationen ist die Haltung des Patienten, seine Mund- und Zungenstellung und schließlich auch die Art seiner Atmung. Die Haltung sei möglichst bequem. Für gewöhnlich lassen wir die Patienten sitzend inhalieren. Nur in Ausnahmefällen, bei Bettlägerigen, kommt eine liegende Stellung in Betracht. Aber auch dann empfiehlt es sich, wenn irgend angängig, eine halbsitzende Stellung einnehmen zu lassen. Alle beengenden Kleidungsstücke, wie Korsett, Gurte, Riemen, enge Schnürbänder müssen zuvor gelockert bezw. entfernt werden. Bei Einzelinhalationen an Apparaten ist es erforderlich, daß der Mund des Patienten sich in Höhe der Ausströmungsöffnung des Apparates und nicht zu weit weg von ihr befindet. Zu diesem Zwecke ist es sehr praktisch, wenn entweder der Inhalationstisch bezw. der Apparat nach Belieben hoch und niedrig gestellt werden kann oder der Patient auf einem Drehsessel sitzt. Empfehlenswert ist auch, daß die Ellenbogen beim Inhalieren auf den Tisch aufgestützt werden, weil hierdurch die Inspirationen kräftiger gestaltet werden können. Die Stellung des Kopfes sei so, daß die Hauptmasse des Inhalationsnebels durch den weitgeöffneten Mund die hintere Pharynxwand in sagittaler Richtung treffe. Wird nämlich der Kopf nach einer Seite gewandt, so trifft ein gut Teil des Inhalationsstromes die Wangenschleimhaut und schlägt sich bereits hier nieder, ohne in die Tiefe zu gelangen. Es muß betont werden, daß es von Wichtigkeit ist, den Kopf leicht nach rückwärts zu neigen und das Kinn etwas zu heben, damit der Einströmungstrichter in einen möglichst stumpfen Winkel zum Kehlkopfeingang gebracht wird. Ebenso ist es nötig, daß durch Hervorstrecken oder Hervorziehen der Zunge die Epiglottis aufgerichtet wird. Allerdings ist dieser Kunstgriff nicht während der ganzen Dauer einer Inhalation anwendbar, da er recht ermüdend wirkt. Mitunter reizt er auch bei Patienten, deren Rachenschleimhaut empfindlich ist, zum Brechen, was jedem Laryngologen zur Genüge bekannt ist. Sodann verengt er die Mundöffnung und nicht zuletzt den Isthmus glosso-palatinus, Umstände, welche das Eindringen des Inhalationsstaubes wesentlich beeinträchtigen können. In vielen Fällen werden wir daher auf diesen Kunstgriff verzichten und darauf sehen müssen, daß die Zunge im Munde abgeflacht und das Gaumensegel gehoben wird. Dabei soll die Zungenspitze an die Hinterfläche der unteren Schneidezähne zu liegen kommen und gähnende Respirationen ausgeführt werden. Will dies absolut nicht gelingen, so muß ein Spatel den Zungenrücken herunterdrücken. Bei dieser Art des Einatmens ist ein Verschließen der Nase mittels eines Kneifers unnötig. Der Hauptanteil des Luftstromes passiert ohnehin die Mundhöhle und vermeidet so, in dem engen Cavum nasi zurückgehalten zu werden. Das Verschließen der Nase aber macht die Patienten leicht dyspnoisch und ruft unerwünschten Hustenreiz hervor. Will man die Inhalation auf die Nase selbst wirken lassen, so wird der Mund geschlossen und ausschließlich durch die Nase geatmet. Bei Einzelinhalation an Apparaten empfiehlt es sich auch, eigens konstruierte Nasen- und

Mundansätze zu gebrauchen, um den Inhalationsstrom direkt er in die betreffenden Höhlen zu leiten. Dieselben passen sich der Form der Nasen- bezw. Mundöffnung an und bestehen zweckmäßigerweise aus Porzellan, damit sie leicht desinfiziert werden können. Inhaliert man durch derartige Ansatzstücke, so empfiehlt es sich, durch die Nase ein- und den Mund auszuatmen oder umgekehrt, je nachdem die Nase oder der Mund bezw. die tieferen Teile des Atmungsapparates Gegenstand der Behandlung sind.

An dieser Stelle sei darauf hingewiesen, daß die Angst vor Infektionen bei Gesellschaftsinhalationen unbegründet ist. Nicolas[4]) hat schon 1886 die Luft in den Inhalationssälen von Mont-Dore auf Tuberkelbazillen untersucht. Er ging so vor, daß er den Wasserdampf nach Schluß der Sitzung kondensierte und die niedergeschlagene Flüssigkeit zur Färbung, Bouillonkultur und Tierversuch verwendete. Die Resultate waren stets negativ.

Was nun die Tiefe der Respirationen anlangt, so hängt es auch hierbei im wesentlichen davon ab, auf welchen Teil des Respirationssystems man einzuwirken beabsichtigt. Bei Erkrankungen der oberen Luftwege genügt eine oberflächliche Atmung, bei Affektionen der Bronchien und Alveolen müssen wenigstens zeitweise tiefere Atemzüge erfolgen. Geschwächte Patienten wird man, wofern sie überhaupt Inhalationen vorgeschrieben erhalten, nicht unnützerweise mit der Verordnung von tiefen Inspirationen quälen. Hier gelte der Grundsatz, vor allem nicht zu schaden, auch auf die Gefahr hin, daß weniger Medikament in die Tiefe dringt. Um nun zu verhindern, daß bei einseitiger Lungenerkrankung der Inhalationsstrom zu Ungunsten der erkrankten Seite nach der gesunden hin abgelenkt wird, hat Schreiber[5]) ein Kompressorium angegeben, welches die gesunde Seite ruhig stellt und sie von der Aspiration ausschaltet. 2 gepolsterte, eiserne Pelotten a und b werden der vorderen und hinteren halben Brustwand angelegt. Der stählerne Bügel c ragt über die Schulter der zu komprimierenden Seite hinüber. Durch die Schraubenvorrichtung d werden die beiden Branchen des Bügels und dadurch die mit ihnen gelenkig verbundenen Pelotten vorn und hinten einander genähert. Je nach dem vorliegenden Falle werden von den in verschiedener Größe und Form vorhandenen Pelotten für die vordere oder hintere Thoraxseite größere oder kleinere, quadratische, konische oder runde gewählt*). (Abb. 1.) Man kann das Kompressorium auch so anlegen, daß die Tätigkeit nur eines umschriebenen Teiles der einen Seite verstärkt wird. Demselben Zweck dient ein von ihm angegebenes Korsett. Dasselbe besteht aus festleinenen Westenteilen, die hinten in der Mitte durch Schnürriemen vereinigt werden und vorne medial beiderseits nicht ganz bis zur Mittellinie, nach oben bis zur 2. oder 3. Rippe reichen. Vorder- und Hinterteil werden über die Schulter durch Schnallenvorrichtung vereinigt. Die beiden freien vorderen Ränder sind mit großen

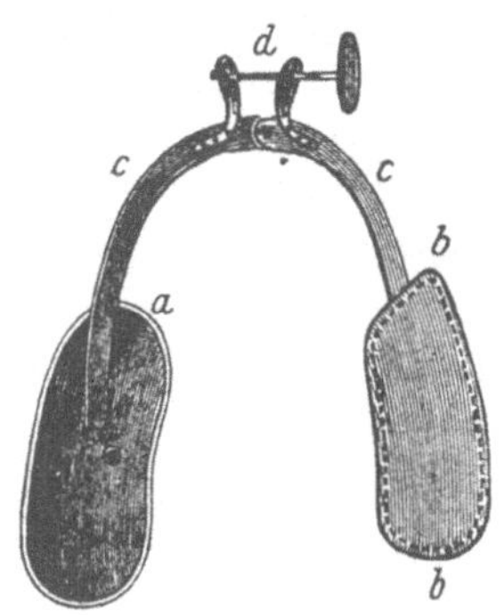

Abb. 1. SCHREIBER's Kompressorium.

starken Haken besetzt, über welche ein starker Gummischlauch kreuzweise so angezogen wird, daß der oberste Zug am schwächsten, die mittleren Kreuzlagen etwas stärker, die unteren wieder schwächer angelegt werden. (Abb. 2.) Diese Apparate sind aber ziemlich kostspielig und wenig kompendiös. Aus diesen Gründen hat GÜNTHER[6]) bei Erkrankungen der Oberlappen vorgeschlagen, die unteren Thoraxpartien mittels weicher, langer und ziemlich breiter Flanellbinden zu komprimieren. PRELLE[7]) glaubt auch dieses Hilfsmittels entraten zu können, indem er durch Gymnastik die gesunde Lungenseite ruhig stellt. Er läßt den

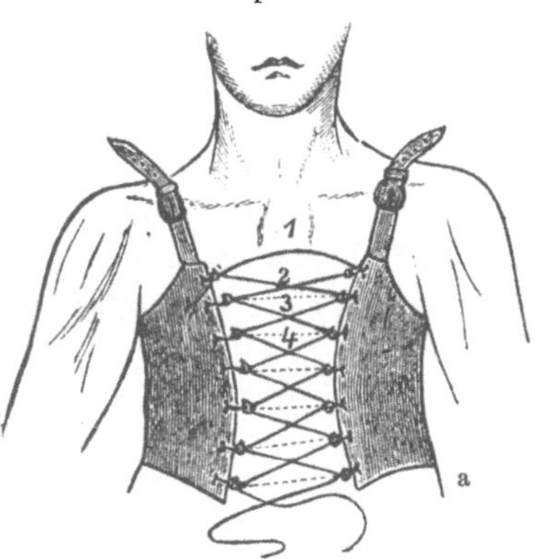

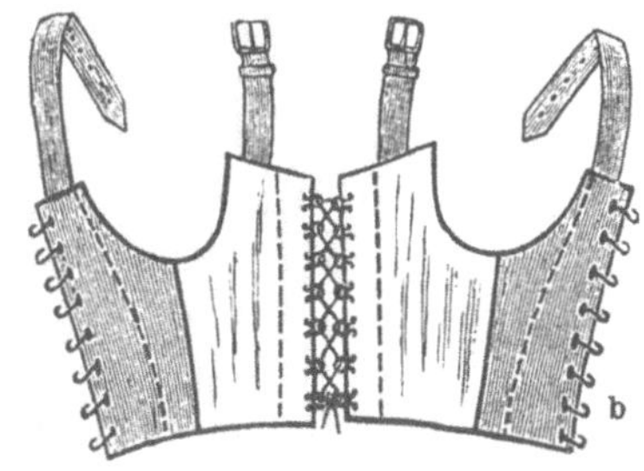

Abb. 2. SCHREIBER's Atmungskorsett.

a) Vorderansicht.   b) Rückansicht.

---

*) Das Kompressorium ist bei Heldt & Wien, Königsberg i. Pr., Steindamm 55 erhältlich.

Arm der gesunden Seite dicht an den Körper anlegen, während der Arm der kranken Seite hochgehoben und die Handfläche dem Hinterkopf angelegt wird. Verstärken kann man diese Atemgymnastik, wenn man den Oberkörper leicht nach der gesunden Seite neigen läßt. Diese Art von Atmungsgymnastik ist bei der Inhalationsbehandlung einseitiger Lungenerkrankungen in der Tat sehr empfehlenswert, weil sie einerseits die berechtigten Forderungen SCHREIBER's nach Kompression der gesunden Seite in hohem Maße erfüllt, andererseits erheblich einfacher und billiger durchzuführen ist, als mit den geschilderten Apparaten und Bandagen. Schließlich sei darauf hingewiesen, daß man durch Disziplinierung des Willens einseitige Atmung recht gut erlernen kann.

Was nun die Dauer und Häufigkeit der Inhalationen anlangt, so ist in dieser Hinsicht jedes schematische Vorgehen zu verwerfen. Der vorliegende Krankheitsfall und Kräftezustand wird uns bei der Entscheidung dieser Fragen leiten müssen. Im allgemeinen gehe man so vor, daß die Dauer der einzelnen Inhalation anfangs 5—10 Minuten nicht übersteigt. Auch während dieser Zeit lasse man je nach der Toleranz seltenere oder häufigere, kürzere oder längere Ruhepausen machen. Allmählich kann man die Inhalationssitzung bis zu 30 Minuten und mehr verlängern. Auch darüber, wie oft am Tage inhaliert werden soll, kann nur von Fall zu Fall entschieden werden. Es gibt Autoren, welche ganz allgemein kürzer dauernde, aber öfter am Tage zu wiederholende Inhalationen empfehlen. Zu ihnen gehört namentlich OERTEL, der bei akuten wie chronischen Leiden bis 8 Sitzungen und mehr vorgeschrieben wissen will. Dieser Meinung kann ich mich nicht anschließen. Ich bin vielmehr der Ansicht, daß man möglichst schnell den Patienten an längere Sitzungen gewöhnen soll, ihm aber mehr als 2 Inhalationen am Tage tunlichst erspart. Ich gehe dabei von dem Gesichtspunkte aus, daß die Vornahme einer Inhalation meist mit Unbequemlichkeiten und selbst mit Anstrengungen verknüpft ist, die es nicht gestatten, sie mit der periodischen Darreichung von innerlichen Mitteln auf eine Stufe zu stellen. Wer also vom Patienten zuviel verlangt, wird wenig erhalten, und auch das Wenige wird infolge bald eintretender Unlust des Patienten nicht richtig ausgeführt werden. Gegenüber diesen Mängeln vermag ich den Vorteil so häufig am Tage wiederholter

Inhalationen nicht einzusehen. Allenfalls befürworte ich häufigere Inhalationen, wenn ein Apparat gebraucht wird, der ohne viel Umstände in Betrieb gesetzt werden kann (Respirator, Pulverisator, Spray) oder bei Croup und Diphtherie, wo gerade die oftmalige Wiederholung der Inhalation in der Tat wesentliche Erleichterung schafft.

Schließlich muß auch bei der Entscheidung der Frage, wie lange eine Inhalationskur dauern soll, individuell vorgegangen werden. Diese Frage wird namentlich bei subakuten und chronischen Leiden aufgeworfen werden. Man halte sich gegenwärtig, daß bei zu langem Fortsetzen einer Inhalationskur der Organismus sich nicht allein an die Medikation allmählich gewöhnt, selbst wenn ihre Dosis ad maximum gesteigert wird, sondern daß auch Reizungszustände gesunder Schleimhautpartien in Erscheinung treten können. Das Auftreten solcher sei der Maßstab für unser Handeln. Gewöhnlich begnüge ich mich mit 30 Sitzungen. Bei hartnäckigen Fällen steige ich auch bis 60, denen ich eine Ruhepause von mehreren Wochen anfüge, um dann mit einem neuen Turnus zu beginnen .

Illusorisch wird der Wert von Inhalationen, wenn man nicht gleichzeitig dafür Sorge trägt, daß auch die der Krankheit entsprechenden hygienischen und diätetischen Maßnahmen ergriffen werden. Man achte auf ausgiebigen Aufenthalt in reiner, staubfreier Luft, auf Windschutz, auf Abhärtung durch hydriatische Prozeduren oder Luftbäder, auf geeignete Kleidung, auf richtige Ernährung und Regelung der Verdauung. Namentlich schenke man auch sein Augenmerk dem Abusus von Alkohol und Nikotin. Daß alle diese Maßnahmen in einem passenden Kurort eher befolgt werden als zu Hause in der gewohnten Umgebung, ist einleuchtend und wohl auch der Grund, weswegen Inhalationskuren in Badeorten einen ungleich besseren Erfolg zeitigen als solche in den Städten.

III. Indikationen und Kontraindikationen bei der Inhalationstherapie.

Das Anwendungsgebiet von Inhalationen bei Krankheiten der Respirationsorgane ist ein außerordentlich weites. Jede Erkrankung, welche mit Entzündung oder Katarrh der Luftwege einhergeht, ist für die Inhalationsbehandlung geeignet, mag sie welcher Natur immer sein und an welcher Stelle des Atmungsapparates immer ihren Sitz haben. Eine absolute Kontraindikation bilden nur habituelle Haemoptoe und hochgradige Kachexie sowie frische Entzündungsvorgänge in der Pleura oder im Abdomen. Die Art und der Sitz der Erkrankung entscheiden natürlich darüber, welche Art der Inhalation anzuwenden ist, insbesondere welche wirksamen Komponenten der Inhalationstherapie zur Beeinflussung des Leidens speziell heranzuziehen sind.

Es soll nicht die Aufgabe dieses Kapitels sein, die Indikationen für die verschiedenen anzuwendenden Medikamente im Besonderen zu bestimmen. Hier werden wir die Medikamente nur in großen Gruppen nach ihrem Aggregatzustand in den Kreis unserer Betrachtungen ziehen und unser Hauptaugenmerk den anderen wirksamen Faktoren der Inhalationstherapie widmen.

Bei Erkrankungen der oberen Luftwege wurde bisher am ausgiebigsten von zerstäubten Flüssigkeiten oder Schwaden Gebrauch gemacht. Hierbei hatte man im Auge, nicht allein die jeweilige pharmakologische Wirkung auszunützen, sondern ebenso die hydriatische, mechanische und thermische. Der Feuchtigkeitsgehalt der Einatmungsluft verhindert, wie wir gesehen haben, die Wasserverdunstung von den erkrankten Schleimhäuten und erzeugt ein kühlendes, feuchtes Gefühl, beschleunigt zugleich die Lösung des Sekretes und seine Herausbeförderung. Dabei ist es von untergeordneter Bedeutung, ob die zerstäubten Tröpfchen besonders klein sind. Brauchen sie doch nur einen verhältnismäßig kurzen Weg in der Luft schwebend zurückzulegen, ja es ist sogar erwünscht, daß sie sich schon frühzeitig an den Wänden des Respirationstractus niederschlagen. Infolgedessen braucht die Wahl des Inhalationsapparates keine besonders penible zu sein. U. U., namentlich bei Erkrankungen der ersten Luftwege bis zur Glottis, wird man darauf zu achten haben, daß die Flüssigkeitströpfchen mit einiger Gewalt einströmen, weil hierdurch der mechanische Effekt verstärkt in Erscheinung tritt und sich auf Schleimhaut wie auch auf pathologische Sekrete im früher geschilderten Sinne geltend macht. Einen großen Vorteil haben diese Inhalationen auch, weil man ihnen in ziemlich weiten Grenzen bestimmte Temperaturen mitteilen kann, die ebenfalls wegen der Kürze des Weges und wegen des relativ peripheren Angriffspunktes fast unverändert in den oberen Luftwegen zur Wirkung kommen. Kühle bezw. kalte Inhalationen sind namentlich bei akuten und solchen chronischen Katarrhen angezeigt, die mit Hypertrophie der Schleimhaut einhergehen, warme bezw. heiße Inhalationen sind namentlich bei atropischen Formen zu bevorzugen. In neuerer Zeit werden von manchen Autoren auch trockene Inhalationen und solche von sublimierbaren Körpern empfohlen, namentlich Salmiak und Kochsalz. Wo es die pharmakologische Indikation erheischt, kann man bei Entzündungen der oberen Luftwege auch Gase oder leichtflüchtige Medikamente inhalieren lassen.

Bei Erkrankungen der tieferen Luftwege sind tiefe Inspirationen beinahe unerläßlich, wenn die Inhalationen zur vollen Wirkung kommen sollen. Sie erfüllen zugleich häufig die Indikation der Atemverbesserung, schränken aber andererseits ihre Anwendungsmöglichkeit ein bei frischen tuberkulösen Prozessen, bei Neigung zu Haemoptoe und bei frischer Pleuritis. Auch sei man darauf bedacht, daß die Exspiration nicht zu kurz kommt auf Kosten der Inspiration, ein Fehler, der geeignet ist, Emphysem hervorzurufen bezw. zu steigern. Unter den Medikamenten, welche zur Behandlung der tieferen Luftwege am meisten geeignet sind, nehmen diejenigen aus der Gruppe der Gase und leichtflüchtigen Stoffe die erste Stelle ein, weil sie am ehesten bis zu den Alveolen vorzudringen vermögen. In gleicher Weise sollen auch nach neueren Beobachtern trockene Kochsalzdämpfe, also eine Form der Sublimation, die Fähigkeit haben, in der Luft schwebend die periphersten Lungenabschnitte zu erreichen. Ihrer Inhalation wird von diesen sogar der Vorzug gegeben gegenüber feuchten Medien, weil die unangenehme Benetzung der Kleider, des Gesichtes, der Haare usw. mit dem unvermeidlichen Kondenswasser fortfällt, weil ferner auch die unerwünschte Auflockerung der Schleimhäute der oberen Luftwege ausbleibt. Immerhin können auch zerstäubte Flüssigkeiten bezw. Schwaden zur Behandlung dieser Teile herangezogen werden, vorausgesetzt daß man genügend fein zerstäubende Apparate benutzt. Der hydriatische Effekt wird sich auch unterhalb der Bifurkation neben dem pharmakologischen entfalten können. Ein stärkerer mechanischer Effekt wird schon aus dem Grunde ausgeschaltet sein, weil jede intensivere Gewalt des eindringenden Flüssigkeitsnebels einen reflektorischen Glottisschluß zur Folge hätte. Auch die Ausnützung der thermischen Komponente ist in diesen Regionen mehr oder weniger illusorisch, weil der Nebel, mag er ursprünglich welche Temperatur immer besitzen, auf seinem Wege bis dorthin ungefähr Bluttemperatur annimmt.

IV. Inhalations-Apparate[1]).

Es ist natürlich vollkommen ausgeschlossen, eine auch nur annähernd erschöpfende Darstellung aller vorhandenen Inhalationsapparate zu geben. Zu der großen Anzahl bewährter alter kommen alljährlich eine Menge neuer, die oft nur kleine Verbesserungen bringen, oft auch in ihrem Wert recht zweifelhaft sind. Wollte man der Vollständigkeit halber alle Apparate ausnahmslos besprechen, so ergäbe sich hieraus eine heillose Verwirrung für den Praktiker, der vor lauter Wahl die Qual hätte. Daher sollen nur diejenigen Apparate Erwähnung finden, die entweder als Grundtypen einer bestimmten Inhalationsart theoretisches und historisches Interesse bieten oder die sich in der Praxis besonders bewährt haben. Auch hier werden wir unserer Dreiteilung folgen. Wir werden mit der Besprechung der Apparate zur Zerstäubung fester Körper beginnen, wobei wir auch diejenigen zur Erzeugung von Sublimationsdämpfen abhandeln, da beide, wie erwiesen, in ähnlichem Sinne in den Atmungsorganen zur Wirkung kommen. Es folgen die Apparate zur Erzeugung von Flüssigkeitsstaub und Schwaden, welche ebenfalls ihrem physikalisch-physiologischen Verhalten nach eng zueinander gehören. Den Schluß soll die Besprechung derjenigen Vorrichtungen bilden, die für die Einatmung von Dünsten und Gasen geeignet sind.

1. Apparate zur Zerstäubung und Sublimation fester Körper.

Die alten Ärzte bedienten sich zur Zerstäubung fester Körper keiner Apparate, sondern wiesen die Patienten einfach an, das vom Apotheker feinst verriebene Pulver in ein Schilfrohr oder eine Federpose zu schütten, diese tief in den Mund einzuführen

---

[1]) Zur besseren Übersichtlichkeit für den praktischen Arzt sind die empfehlenswertesten Hausapparate mit einem * versehen.

und das in ihnen enthaltene Pulver durch eine kräftige Einatmung mit zugehaltener Nase in den Kehlkopf und die Luftröhre zu aspirieren. Zu demselben Zwecke wurden auch Zigarren- und Zigarettenspitzen empfohlen. LEWIN wählte später *tubulierte Retorten,* durch deren Tubulus ein Rohr ging, das bis tief in das in der Retorte befindliche Pulver reichte. Atmete nun der Patient durch den Retortenhals tief ein, so gesellte sich ein Teil des Pulvers der Atemluft bei.

Allen diesen Methoden haftete der Mangel an, daß zur Zerstäubung des Pulvers nur die Saugkraft unserer Lungen verwendet wurde, nicht aber zugleich eine Erhöhung des Luftdruckes in dem Raume, in welchem sich das Pulver befand, oder eine mechanische Aufwirbelung desselben. Infolgedessen war stets die Möglichkeit gegeben, daß die Stäubchen ihrer räumlichen Nähe wegen zusammenbuken und infolge Volumenszunahme die Fähigkeit verloren, sich längere Zeit schwebend in der Einatmungsluft zu erhalten. Sie mußten sich schon sehr bald in den ersten Atmungswegen zu Boden senken und dürften nur selten und in sehr geringer Menge die Glottis erreicht, geschweige sie passiert haben. Aus diesen Gründen bedeutet es eine bemerkenswerte Verbesserung, daß OERTEL[8]) der LEWIN'schen Retorte ein Gebläse beifügte, welches mit dem in das Pulver reichenden Glasrohr verbunden war und dichte Staubwolken aus dem Halse der Retorte herauswirbelte, wenn es langsam in Bewegung gesetzt wurde. Statt der Retorte kann man auch eine *WULFF'sche Flasche* nehmen, in welche 2 Glasröhren eingefügt sind, von denen die eine bis in das Pulver hinabreicht, und mit dem Gebläse in Verbindung steht, während die andere kürzer ist und als Einatmungsrohr dient. Im wesentlichen wird diese letzte Vorrichtung genügen, um die Inhalation trockenen Staubes zu ermöglichen.

Ein mehr historisches Interesse hat der von DARWIN[9]) angegebene Apparat. Bei ihm handelt es sich um eine 20 cm hohe und 15 cm breite Büchse, in welcher sich eine zirkelförmige Drehbürste mit einer Querstange von Eisendraht befindet. Die Borsten dieser Bürste kommen einerseits mit dem Pulver in Berührung, andererseits stoßen sie bei ihrer Drehung an den Eisendraht. Hierdurch werden dichte Staubwolken erzeugt, die durch eine trichterförmige Öffnung am oberen Teile der Büchse zur Einatmung gelangen. Eine Öffnung weiter unten ermöglicht den Eintritt frischer Luft.

Auf die Apparate von TOBOLD[10]) und SCHENK[11]) sei nur kurz hingewiesen. Sie sind ziemlich kompliziert und im Verhältnis zu ihrer Anwendungsmöglichkeit sehr kostspielig.

Zur Sublimation von Medikamenten bedarf man in vielen Fällen keinerlei Apparates. Man bedient sich zu diesem Zwecke der zahlreich im Handel befindlichen medikamentösen Zigarren, Zigaretten, Räucherpulver, Kerzen und Papiere, deren Rauch tief eingeatmet wird. Auf diese Weise gelingt es z. B. Stramonium, Belladonna, Cannabis indica und Salpeter in feinster Sublimation der Atmungsluft beizugesellen. Ihre Bereitungsart und Anwendungsweise wird bei der Besprechung der speziellen Inhalationstherapie näher zu erörtern sein. Andere Medikamente, so namentlich Salmiak, bedürfen zu ihrer Sublimation maschineller Vorrichtungen. Anfangs wurden die Salmiakdämpfe auf einem heißen Porzellanteller oder durch Erhitzen in einem Tiegel entwickelt. Allein dieses Verfahren ist mit Nachteilen verknüpft, da sich der sublimierte Salmiak überall an den Wänden des Zimmers und an den Möbeln niederschlägt. Aus diesem Grunde empfahl WALDENBURG über den Tiegel, in dem Salmiak erhitzt wird, einen Trichter zu stülpen und durch diesen zu inhalieren. Aber bei allen diesen Verfahren ist man nicht imstande, Dämpfe von neutraler Reaktion zu erzeugen. Die überschüssigen Mengen von Ammoniak und Salzsäure sind aber für die Atmungswege keineswegs gleichgültig. Überschüssiger Ammoniak verursacht schmerzhafte Sensationen an der Pharynxhinterwand, überschüssige Salzsäure ruft im Larynx eine brennende, von starkem Husten begleitete Empfindung, zuweilen auch Erstickungsgefühl hervor. Um also diesem Übelstand abzuhelfen, ging man dazu über, Salmiakdämpfe in statu nascendi zu erzeugen. Das Prinzip aller für diesen Zweck angegebenen Apparate ist, daß Ammoniak und Salzsäure getrennt zum Verdampfen gebracht wird und als Salmiakdämpfe vereinigt und gereinigt zur Einatmung gelangen. Ich übergehe die ersten primitiven Apparate dieser Art, welche PASCH, LEWIN, BURRAUGH und DRZEWIECKI angegeben haben und wende mich gleich zu den praktischsten und kompendiösesten. Unter diesen ist zunächst der von GODFREY und COOKE[12]) zu nennen. Derselbe besteht aus einer starken, bauchigen Flasche, deren weiter Hals durch einen dreimal durchbohrten Gummipfropf verschlossen ist. In die beiden äußeren Durchbohrungen werden poröse Pfropfen eingesetzt, von denen der eine mit Ammoniak, der andere mit Salzsäure getränkt ist. Saugt man nun an dem mit der mittleren Durchbohrung verbundenen Mundstück, so sättigt sich die in die Flasche eintretende Luft mit der Salzsäure und dem Ammoniak, die sich sofort in Form dichter Nebel zu Salmiak verbinden. Durch Passieren eines mit Wasser befeuchteten Schwammes werden die Salmiakdämpfe von überschüssiger Salzsäure oder Ammoniak befreit und gelangen so vollständig neutral in die Atemwege. Noch größere Vorteile bietet der *Apparat von URBANTSCHITSCH*, den SINGER[13]) ausführlich beschreibt. Bei diesem Apparat wird der Salmiakdampf nämlich nicht nur aspiriert, sondern durch komprimierte Luft gewaltsam in die Mundhöhle hineinbefördert und erhält dadurch die Fähigkeit, tiefer einzudringen. Er besteht aus drei übereinanderstehenden, ungleich großen, nach oben sich verjüngenden, dickwandigen, massiv gebauten, mit Kautschuk montierten Glasgefäßen (s. Abb. 3). Durch den Boden des mittleren Gefäßes führt eine Röhre e, die nur in das unterste Gefäß zu zwei Dritteilen eintaucht und ihre Einmündungsstelle in dem Kautschukröhrchen k besitzt. Die 2 kurzen Röhrchen r und r₁ verbinden das erste mit dem zweiten

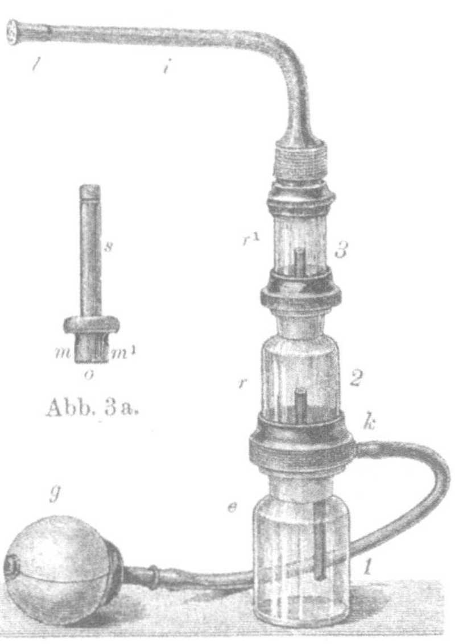

Abb. 3. Salmiakinhalator nach URBAN-
TSCHITSCH.

bezw. das zweite mit dem dritten Glasgefäß. Auf diese beiden Röhrchen werden nunmehr je ein Zapfen (Abb. 3a) gefügt. Dieser besitzt nur unten eine Öffnung o, die in die beiden seitlichen Mündungen m und m₁ ausführt; der obere Teil desselben ist ein fixer Stiel. An das oberste Glasgefäß ist ein rechtwinkelig gebogenes Inhalationsrohr i angebracht, das noch ein siebförmig durchbrochenes Ansatzstück 1 trägt, durch welches die Dämpfe noch mehr zerstieben, das aber abgeschraubt werden kann. In die 3 Gefäße

werden je 15 qcm Gazestoff gelegt. In das unterste Glasgefäß
schüttet man 15 Tropfen Ätzammoniak, in das mittlere 20 Tropfen
reine konzentrierte Salzsäure und in das oberste 20—30 Tropfen
Kalkwasser. Nunmehr wird durch mäßigen Druck mittels des
Ballons g Luft durch k und e in das unterste Gefäß gedrängt.
Hierselbst werden die Ammoniakdämpfe in das mittlere Fläschchen
getrieben, wo sie sich mit den Salzsäuredämpfen innig zu Salmiak
vereinigen. Diese Salmiakdämpfe werden dann in dem dritten
Gläschen gründlich gewaschen, indem das Kalkwasser den Salmiak von den überschüssigen Partikelchen seiner beiden Bestandteile energisch reinigt, worauf der reine neu-
trale Salmiak in feinster Verteilung aus dem
Rohre i hervortritt. Bei zu wenig Dampfentwicklung gieße man einige Tropfen Ätzammoniak nach. Sobald die Dämpfe aufhören, lege man frische Gazestoffe in die Glas-
gefäße und erneuere sämtliche Flüssigkeiten.
Wenn sich das Röhrchen r mit niedergeschlage-
nem Salmiak füllen sollte, so ist es mit einem
Federkiel leicht zu reinigen. Der Apparat ist
einfach, leicht
zu handhaben
und dauer-
haft.

Noch ein-
facher ist der

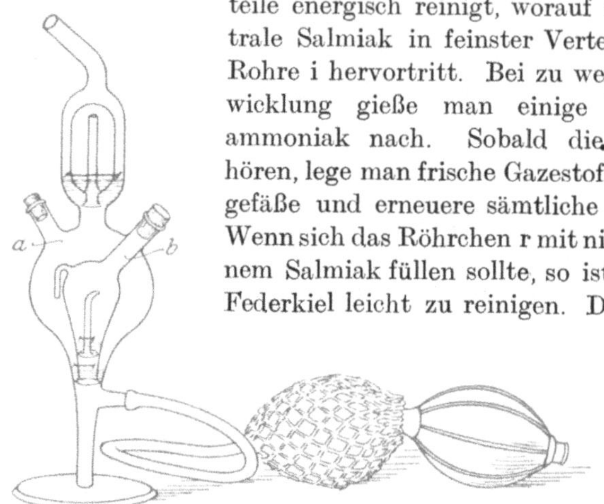

Abb. 4. Salmiator nach A. Hartmann. von Artur
Hartmann

angegebene *Salmiator*[14]* (s. Abb. 4). Er ist aus 2 auf einem Fuß
angebrachten Teilen zusammengesetzt. Der untere größere Teil
besteht aus einem äußeren und einem inneren Glasbehälter, von
denen der innere zur Aufnahme von Salmiakgeist, der äußere für
Salzsäure bestimmt ist. Beide stehen miteinander in Verbindung
und besitzen Öffnungen nach außen, durch welche die Flüssigkeiten eingegossen werden können. Etwa 20 Tropfen der beiden
Flüssigkeiten genügen für eine Füllung. Der äußere Behälter
steht außerdem in Verbindung mit dem oberen kleineren Teil des
Apparates. Dieser besteht wiederum aus einem inneren und äußeren Glasbehälter. In dem inneren findet die vollständige Mischung

des Salzsäure- und Ammoniakgases statt. Der daraus entstehende Salmiakdampf tritt dann durch den mit etwas Wasser angefüllten äußeren Behälter zum Inhalieren nach außen. Der Wasserbehälter hat den Zweck, etwa im Überschuß austretende Salzsäure- und Ammoniakdämpfe aufzunehmen. Der Apparat wird benutzt, indem aus der Röhre angesaugt wird, welche aus dem Wasserbad abführt. Zuvor muß der Kork des Salmiakgeistbehälters entfernt werden. Man kann auch durch ein unten seitlich angebrachtes Rohr dem Apparat den Luftstrom eines Gummidoppelgebläses zuführen. Der aus dem Wasserbehälter austretende Salmiakdampf wird dann eingeatmet.

Zur Sublimation von Kochsalz haben WENZEL und REISSMANN [15]) einen sinnreichen Apparat „*Philos*" angegeben. Da die Temperatur, bei der Kochsalz schmilzt bezw. sublimiert, zwischen 900—1100° liegt, wählten sie für das Verdampfungsschälchen ein Metall, dem infolge seiner schlechten Wärmeleitung nicht zuviel Wärme entzogen werden kann, nämlich Platin. Diesem Platinschälchen ist ein Porzellanrohr als abführendes Inhalationsrohr aufgesetzt. Um diesen Hauptteil des Apparates ist ein mit Asbest gefütterter Metallmantel angebracht, der auf 3 Füßen ruht. Das Kochsalz muß übrigens chemisch rein und umgeschmolzen sein, da das käufliche Salz geringe Mengen von Magnesiumchlorid enthält, das bei der sehr hohen Temperatur Chlor abspaltet. Es wird durch Erwärmung zur Verdampfung gebracht und vermittelst zugeleiteter Preßluft, die zugleich eine erhebliche Abkühlung des Rauches herbeiführt, durch das Inhalationsrohr als reichlicher, feinstverteilter Nebel herausgetrieben. Untersucht man diesen mikroskopisch, so findet man Kochsalzwürfel in der Größe von 1—2 μ. Interessant ist die Tatsache, daß dieser Kochsalznebel nicht nur die SAENGER'sche Zickzackröhre passiert, sondern auch eine mit Silbernitratlösung beschickte Waschflasche. Erst nach längerer Zeit und nach Umschütteln tritt in ihr opaleszierende Trübung ein. Dies kann als ein Beweis für die außerordentlich feine Verteilung der Kochsalzteilchen dienen, womit ihre Fähigkeit zusammenhängt, lange in der Luft frei zu schweben und tief in die Atmungswege einzudringen. Auch Tierversuche haben diese Beobachtung bestätigt, ebenso wie Auskultationsbefunde, welche unmittelbar nach der Inhalation erhoben wurden. Eine neue Ausführung dieses Apparates bringt

die Inhabad G. m. b. H.-Charlottenburg, und zwar für Rauminhalation wie für Einzelapparate.

Auf einem anderen Prinzip beruht das *KÖRTING'sche*[16]) System
der *Trockeninhalation.* Wenn im Moment der Zerstäubung einer
wässrigen Lösung die medikamentösen Tröpfchen lebhaft mit
stark bewegter Luft gemischt werden, deren relative Feuchtigkeit
so bemessen ist, daß die Wasserbegierigkeit dieser Luft dem zerstäubten Medikament das Lösungswasser entzieht, so bleibt nur
der trockene Medikamentgehalt eines jeden Stäubchens zurück.
Dadurch wird zugleich jedes Stäubchen kleiner. Es handelt sich
also um eine indirekte Erzielung der gewünschten Pulverform.
Nach diesem Prinzip ist z. B. das Gesellschaftsinhalatorium in
Bad Kösen gebaut. Auch die Inhabad G. m. b. H., Charlottenburg stellt einen Gesellschaftsinhalationsapparat für Trockeninhalation her, der auf den gleichen physikalischen Voraussetzungen
fußt. In einer flachen Schale rotieren mit großer Geschwindigkeit
4 Düsenpaare, die Düse von ca. $\frac{1}{2}$ mm lichter Weite. Die durch
diese feinen Düsen vom Luftstrom mitgerissene Salzlösung zerstäubt am Rande der Schale zu kleinen Tröpfchen. Um die in die
Höhe wirbelnden Tröpfchen möglichst rasch zum Verdunsten zu
bringen, liegt über dem Schalenrand ein nach innen geöffneter
Hohlring, aus welchem heiße Luft ausströmt, die in einem Fön-
apparat erzeugt wird. Je heißer diese Luft und je geringer die Konzentration der Lösung, um so kleiner sind die Kristalle. BRUNS[17])
gibt diesem System sogar den Vorzug vor der direkten Verdampf-
fung von Kochsalz, weil man mit dieser innerhalb einer Stunde
höchstens 2 g vernebeln kann, während man mit jener in derselben
Zeit 600 cbm einer 10%igen Lösung zu zerstäuben vermag und so
60 g Kochsalz in der Einatmungsluft erhält.

2. Apparate zur Erzeugung von Flüssigkeitsstaub und „Schwaden".

Um Flüssigkeiten zu zerstäuben, stehen uns zwei Kräfte zur
Verfügung: komprimierte Luft und Dampf. Je nachdem wir
diesen oder jene als Motor wählen, werden wir verschieden gear-
teten Flüssigkeitsstaub erhalten. Im allgemeinen gilt der Satz, daß
komprimierte Luft feinere Zerstäubung herbeiführt und niedrigere
Wärmegrade erzeugt als Dampf. Infolgedessen eignen sich die mit

komprimierter Luft betriebenen Apparate in erster Linie für
Erkrankungen der tieferen Luftwege, weil bei ihnen ein besonderes
Gewicht auf die Kleinheit der zerstäubten Tröpfchen gelegt werden
muß. Ausnahmen davon werden wir kennen lernen. Sie werden
aber auch bei Erkrankungen der ersten Atmungswege Verwendung
finden, wenn kühlere Temperaturen angezeigt sind. Andererseits
kommen Dampfapparate überall dort in Betracht, wo auf besonders feine Zerstäubung verzichtet werden kann, d. h. bei Katarrhen
der Nase, des Halses und der Luftröhre. Allerdings ist zu berücksichtigen, daß bei ihnen der Flüssigkeitsstaub sich mit Schwaden
innig mischt und daß die Tröpfchen in letzterem ziemlich elastisch
sind und daher tiefer einzudringen vermögen. Eine strenge
Trennung läßt sich also bei der Indikationsstellung nicht durchführen.

Eine exaktere Beantwortung der Frage, was ein Zerstäubungsapparat
leisten muß, wenn er in der Tiefe wirken soll, sucht HEUBNER an der
Hand außerordentlich sorgfältiger Studien zu geben. Vor allem hat er nachgewiesen, daß sich durch Einzelinhalationen mit fein zerstäubenden Apparaten dem Kranken in einer halben Stunde sehr viel mehr von dem verwendeten Medikament einverleiben läßt, als durch die Rauminhalation. Zur
Erzielung eines Heileffektes überhaupt und speziell in der Tiefe muß der
gewählte Apparat 2 Bedingungen erfüllen. Erstens muß die Nebeldichte,
d. h. die in der Volumeneinheit Luft enthaltene Menge zerstäubter Lösung,
groß genug und zweitens in dem Nebelgemisch eine genügende Anzahl
kleinerer Einzeltröpfchen vorhanden sein. Die größte Nebeldichte, die sich
ohne Verstopfung der Rohrlumina praktisch erzielen läßt, ist 30 cmm
pro Liter Luft, der mittlere Durchmesser der Nebeltröpfchen soll 0,005 bis
0,02 mm betragen. Bei Einzelapparaten ist aber außerdem Rücksicht zu
nehmen auf die Gesamtmenge des aus dem Gerät austretenden Inhalationsnebels, also nicht nur auf die Flüssigkeits- sondern auch auf die Luftmenge.
Oberhalb eines gewissen Druckes ist bei einem gegebenen Apparat keine
höhere Nebeldichte mehr zu erreichen. Diese Grenze liegt zwischen 1—1,5
Atm. Zugleich soll aber in der Zeiteinheit die Luftmenge zweckmäßiger
Weise größer oder mindestens nicht kleiner sein als der Atembedarf des zu
behandelnden Menschen. Dieser beträgt für den ruhenden Kranken 8—12
Liter Luft während der Einatmung in jeder Minute. Da nun der Teil des
Nebels, der während der Ausatmungsperiode erzeugt wird, verloren geht,
muß der Bedarf an Inhalationsnebel doppelt so hoch bemessen werden, als
die Atemgröße, also zu 20—25 Liter. Andernfalls würde der vom Apparat
erzeugte Nebel noch durch Atemluft verdünnt werden. Wird aber dafür
gesorgt, daß die in der Ausatmungsphase gelieferte Nebelmenge bis zum
nächsten Atemzug aufbewahrt bleibt, wie es am einfachsten durch einen
nachgeschalteten Atembeutel geschehen kann, so ist die Verdoppelung der
Nebelmenge überflüssig. Eine Anzahl neuerer Apparate hat HEUBNER auf

diese Forderungen hin durchgeprüft. Es wäre angezeigt, sich auch die älteren Systeme, soweit sie auf die feinsten Verzweigungen des Bronchialbaumes bezw. die Alveolen wirken sollen, daraufhin anzusehen.

a) Luftdruckapparate.

Bei den Apparaten dieser Kategorie ist komprimierte Luft die treibende Kraft. Auf zweierlei Weise tritt sie in Erscheinung. Entweder preßt sie Flüssigkeiten aus einem Behälter durch enge Röhren in einem feinen Strahl heraus, der dann durch Anprallen gegen eine Platte zu kleinsten Tröpfchen zerstäubt wird, oder sie bewirkt deren Zerstäubung unmittelbar durch Zusammentreffen mit ihnen, sei es, daß diese tropfenweise aus einem Behälter herunterfließen und die Bahn des Luftstromes kreuzen, oder daß die komprimierte Luft sie aspiriert. Dies erfolgt, wenn komprimierte Luft ein Kapillarrohr durchströmt, dessen Ende senkrecht zu dem eines anderen in eine Flüssigkeit tauchenden steht. Auch diese beiden auf verschiedene Art erzeugten Flüssigkeitsnebel haben verschiedenartigen physikalischen Charakter und demzufolge auch differente Indikationen, die im einzelnen noch besprochen werden sollen. Es sei aber hier schon vorweggenommen, daß es Apparate gibt, die beide Prinzipien der Flüssigkeitszerstäubung miteinander vereinigen und daß daher auch hier keine scharfe Trennung durchführbar ist.

α) Apparate mit Anprall gegen eine feste Platte.

Allgemeines. Der Nebel, der mit diesen Apparaten erzeugt wurde, war ursprünglich wenig reichlich und dicht, ist aber durch Verbesserungen des Systems wesentlich vermehrt worden. Was die Triebkraft des Nebels anlangt, so ist sie infolge des Anprallens an die feste Platte verhältnismäßig gering. Infolgedessen unterliegt der erzeugte Nebel mehr den Gesetzen der Schwere und Aspiration. Die Tröpfchen behalten nicht lange ihre ursprüngliche Flugrichtung, sie haben bald die Tendenz, zu Boden zu sinken und beschreiben dementsprechend eine kurze, stark nach unten geneigte Parabel. Sie erhalten also bald nach ihrem Ausströmen eine Richtung, die nicht erheblich von derjenigen der Atmungsbahn abweicht. Dieser Umstand erleichtert ihr Eindringen in die Tiefe, weil weniger von der Flüssigkeit schon gegen die Wände der Mund- und Rachenhöhle anprallt, und dort zu Tropfen zusammenfließt. Zudem werden die Tröpfchen durch jeden Hauch von ihrer ursprünglichen Richtung abgelenkt. Sie folgen also leicht der Aspirationskraft der Lungen und eignen sich aus diesem Grunde zur Inhalation bei Erkrankungen der tieferen Atmungswege. Die Temperatur des Nebels ist nur in bescheidenen Grenzen variabel. Nach den sehr verdienstvollen

und genauen Untersuchungen WALDENBURG'S sind mit den Apparaten dieses
Systems Temperaturen zwischen 7,5 ^{0} und 37,5 ^{0} C zu erzeugen, und zwar
hängt die Temperatur des Nebels sowohl von der Temperatur der Luft wie
von derjenigen der angewandten Flüssigkeit ab. Bei gewöhnlicher Temperatur des Medikaments ist der erzeugte Nebel nur wenig kühler als die umgebende Luft. Der Unterschied beträgt etwa 2—5 ^{0} C. Erhitzt man das
Medikament, so erhebt sich auch die Temperatur des Nebels über den
Wärmegrad der Umgebung, und zwar direkt proportional der Erhitzung und
der Quantität des Wassers. Immer aber bleibt die Temperatur des Nebels
wesentlich niedriger als die des Wassers. Bei sehr kaltem Wasser sinkt die
Temperatur des Nebels ebenfalls erheblich und erreicht, wenn das Wasser
sich dem Gefrierpunkt nähert, einen Stand, der ungefähr die Mitte zwischen
der Temperatur der Atmosphäre und der des Wassers einnimmt. Diese
Temperaturverhältnisse erklären sich zunächst aus dem Bestreben aller
Körper, ihre Wärme mit der der Umgebung auszugleichen, ein Bestreben,
das um so intensiver ist, je größer die sich berührenden Oberflächen sind.
Bei der Zerstäubung aber erfährt die Oberfläche der Flüssigkeit eine bedeutende Ausdehnung, so daß besonders günstige Bedingungen für eine Abkühlung des Flüssigkeitsstaubes geschaffen sind. Daneben leistet die Ober-
flächenvermehrung der Flüssigkeit ihrer Verdampfung Vorschub und diese
geht wiederum mit einer Abkühlung einher, welche direkt proportional der
Temperatur der Flüssigkeit ist. Demnach liefern die Apparate dieses
Systems Nebeltemperaturen, die ebenfalls den Erfordernissen bei Erkrankungen der tieferen Atmungswege angepaßt werden können.

Gehen wir zur Besprechung der einzelnen in diese Gruppe
gehörenden Apparate über, so ist als Grundtypus der

Apparat von 'SALES-GIRONS zu nennen. Derselbe wurde im
Jahre 1858 der Akademie der Wissenschaft in Paris demonstriert
und war der Ausgangspunkt für die Erfindung einer großen Reihe
von festen und transportablen Apparaten, welche sämtlich das
Bestreben haben, die Inhalation in Wasser gelöster Medikamente
zu ermöglichen. Er besteht (s. Abb. 5) aus einem Behälter, der
zum größten Teil mit der zu zerstäubenden Flüssigkeit ange-
füllt wird. Über diesem befindet sich eine Luftpumpe, mit der
Luft in den Behälter über den Wasserspiegel geleitet wird. Von
dem Behälter führt eine mit einem Hahn verschließbare Röhren-
leitung zu einem feinen Ausgangskanal. Diesem gegenüber ist
in einiger Entfernung innerhalb einer vorn und hinten offenen
faßförmigen Trommel eine kleine nach vorn gerichtete Metall-
platte befestigt. Ein Manometer zeigt den im Behälter herr-
schenden Druck an. Ist dieser auf 3—4 Atmosphären gesteigert
worden, so öffnet man den Hahn und das Wasser dringt mit be-
deutender Kraft in einem feinen Strahl durch den Endkanal,

bricht sich an der ihm gegenüberstehenden Platte und ergibt einen
reichlichen Nebel, der vorn aus der Trommel herausströmt, um
von dem vorgehaltenen Mund
des Kranken inhaliert zu
werden. Die überschüssige
Flüssigkeit läuft durch einen
Schlauch in ein untergestelltes Gefäß ab.

Die Nachteile dieses Ap-
parates bestanden darin, daß
er aus Metallteilen und
Kautschuk konstruiert war,
was ihn für chemisch differente Stoffe unbrauchbar
machte, und daß er keinen
reichlichen Nebel erzeugte.
Zwar schafften Lewin und
Waldenburg durch Ver-
besserungen diesen Übel-
ständen Abhilfe. Aber auch
ihre transportablen Appa-
rate vermochten sich auf die
Dauer nicht einzubürgern,
weil sie zu subtil konstruiert
und verhältnismäßig zu teuer
waren. Aus diesem Grunde
soll auf sie hier nicht näher
eingegangen werden. Hin-
gegen sei erwähnt, daß *In-
halationssäle* nach dem *Sales-Girons*'schen Prinzip in großen
Kurorten noch öfter zu finden sind. So auch in Reichenhall.
In großen Sälen stehen in gewissen Abständen eiserne, hohle
ca. 2 m hohe Säulen, deren jede oben eine Kugel von 12 cm
Durchmesser trägt, welche an 6 in gleichen Abständen verteilten
Punkten von feinen Löchern durchbohrt ist. Diesen Löchern
gegenüber sind in einer Entfernung von 10 cm kleine runde Metallscheiben durch Träger aus Draht angebracht. Durch die Öffnungen
an der Kugel wird unter dem Druck von 3—4 Atmosphären Sole
mit solcher Gewalt gegen die Metallscheiben geschleudert, daß

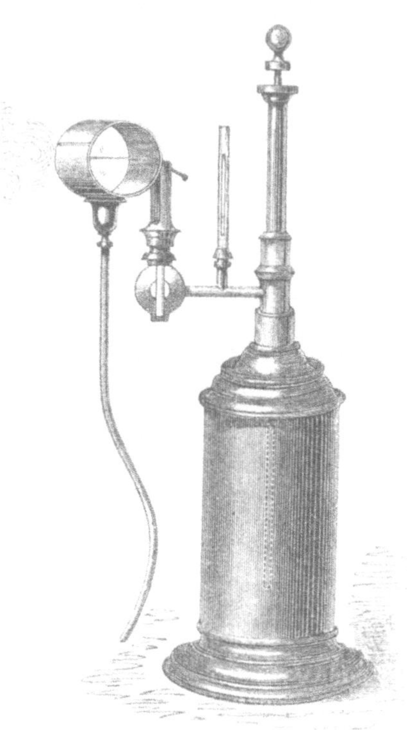

Abb. 5. Zerstäubungsapparat nach
Sales-Girons.

sie in feinste, staubförmige Tröpfchen zerteilt wird und in der
Form von Wolken eine Zeitlang die Säulen umgibt und den ganzen
Saal mit proportional der Entfernung von den Säulen allmählich
weniger dichtem Solenebel erfüllt. Der Boden dieser Inhalations-
säle ist aus Zement hergestellt und mit Holzplatten belegt, um die
Füße der Inhalierenden vor Nässe zu bewahren.

WASSMUTH's Inhalationssaal. Im wesentlichen auf demselben Prinzip aufgebaut, benutzt WASSMUTH bei seinem Apparate
daneben das physikalische Gesetz, daß Flüssigkeitsstrahlen, die
sich in spitzem Winkel in einem Punkte treffen, in feine Tröpfchen
zerrissen werden. Die Anlage des Apparates ist folgende (s. Abb.
6): Mittelst Pumpe a, welche durch irgendeinen Motor getrieben
wird, gelangt die medikamentöse Lösung aus Gefäß b durch
Druckrohr d und Windkessel w zum Apparat, wird durch die
Zerstäuber im Innern des
Apparates hindurchgepreßt
und dann, nachdem sie ge-
gen die inneren Wandungen
des Gehäuses angeprallt, in
Form kalten Nebels aus der
Kreisöffnung g einer von
der Decke herabhängenden
Ampel in den Zimmerraum
eingeführt. Die Zerstäu-
bung erfolgt in der Weise,
daß zunächst ca. 0,5 mm
starke Flüssigkeitsstrahlen
mit einem Druck von 6—8
Atmosphären unter einem
spitzen Winkel in einem
Punkt aufeinandertreffen
und daß die hierdurch er-
zielten kleinen Tröpfchen
obendrein noch wiederholt
auf gewölbte Flächen auf-
schlagen und zerstieben.
Nur die feinst zerstäubten

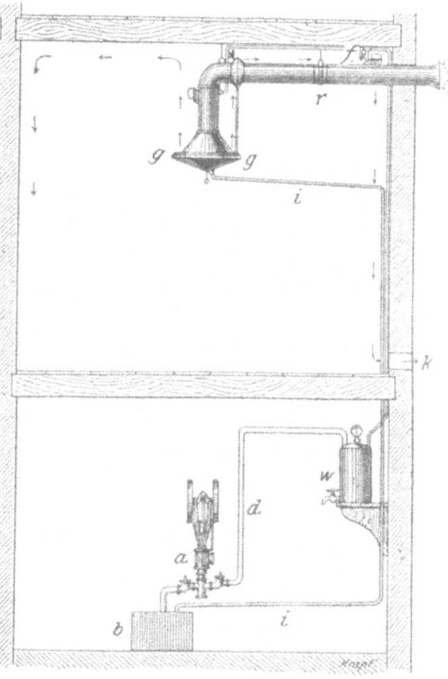

Abb. 6. WASSMUTH's Inhalationssaal.

Flüssigkeitsteilchen vermögen durch die Ampel auszutreten; die
weniger feinen sammeln sich innerhalb des Apparates zu Tropfen

und gelangen durch die Rohrleitung i zum Bassin b zurück. Zu gleicher Zeit ist mit diesem System eine vortreffliche Ventilationseinrichtung verbunden; die lebendige Kraft der zerstäubten Flüssigkeit wird zum Ansaugen frischer Außenluft benützt (r). Durch eine am Fußboden angebrachte Öffnung k entweicht die verbrauchte Luft.

Die Vorteile dieses Apparates sind sehr erhebliche. Vor allem findet eine kräftige Ventilation des Inhalationsraumes statt, indem pro Stunde und Düse 900 cbm frische Luft zugeführt wird. Dabei ist der Kraftaufwand ein geringer; er beträgt nur $\frac{1}{4}$ PS. Sodann ist die Zerstäubung eine sehr reichliche. ROBINSON[18] konnte mit einer Düse innerhalb einer Stunde 6,1 Liter Flüssigkeit zur Zerstäubung bringen. Dabei war die Zerstäubung eine so feine, daß schon nach 5 Minuten in verschieden großer Entfernung von der Düse auf Objektträgern mit ABBÉ'scher Zählvorrichtung 160000 bis 800000 Tröpfchen im qcm gezählt wurden. Die größten von ihnen, die nur vereinzelt und verhältnismäßig zahlreicher lediglich in der Nähe der Zerstäubungsdüse gefunden wurden, hatten einen Durchmesser von 0,05 mm, die Mehrzahl einen solchen von 0,012—0,005 mm und kleiner als bestimmbar. Wenn EMMERICH[19] bei seinen ersten Versuchen mit Solezerstäubungen statt dessen nur wenige Kochsalzkristalle fand, denen er wegen ihrer spitzen Form eine schädliche Wirkung beimaß, weil sie im Augenblick ihres gewaltsamen Auftreffens auf die Schleimhaut unzählige, feinste Verletzungen derselben verursachen müssen, so mußte er späterhin selbst zugeben, daß seine Resultate auf störende äußere Verhältnisse zurückzuführen waren. Sowohl die Temperatur im Inhalationsraum als diejenige der zugeführten Ventilationsluft war zu warm, letztere obendrein noch besonders trocken. Dieses erhebliche Sättigungsdefizit der großen Mengen zugeführter Luft trug namentlich dazu bei, die an und für sich reichlich zerstäubte Sole derart wegzutrocknen, daß keine Flüssigkeitströpfchen, sondern nur Kochsalzkristalle in der Luft enthalten waren. Als ein weiterer Vorzug ist es zu betrachten, daß die relative Luftfeuchtigkeit im Wassmuthsaal stets unter 100 % bleibt, ein Umstand, der dadurch erreicht wird, daß die den Inhalationsraum ständig passierende Luft gar nicht soviel Zeit hat, sich mit Wasserdampf vollständig zu sättigen. ROBINSON[18] fand bei 40 % relativer Feuchtigkeit und 30 ° C der Außenluft im Wassmuthsaal vor Beginn der Zerstäubung 50 % relative Feuchtigkeit bei 19 ° C und nach 30 Minuten 88 % relative Feuchtigkeit bei 19,5 ° C. Diese Werte blieben im weiteren Verlauf der Inhalationssitzung konstant. Schließlich ist es auch möglich, die Temperatur des Nebels in gewissen Grenzen zu regulieren, indem man in die Druckleitung ein Wasserreservoir mit Rohrschlange einschaltet, durch welche die Flüssigkeit auf ihrem Weg zu den Zerstäubern beliebig erwärmt oder abgekühlt werden kann.

Den theoretischen Vorzügen entsprechen auch die praktischen Erfolge dieses Apparates. Er findet sich in Bad Reichenhall, Ems, Oeynhausen, Baden-Baden, Münster a. St., Soden,

Kreuznach, Aachen, Kolberg, Meran und vielen anderen Orten und wird zur Zerstäubung von Sole allein oder in Verbindung mit Latschenöl sowie der verschiedensten Mineralwässer verwendet. Die Aufenthaltszeit beträgt 1—2 Stunden am Tag.

β) Apparate mit dem Prinzip des Zusammentreffens komprimierter Luft und Flüssigkeit.

Allgemeines. Der auf diese Weise erzeugte Nebel ist außerordentlich reichlich und dicht. Seine Triebkraft ist so bedeutend, daß sowohl Schwerkraft als Aspirationskraft erst in 2. Linie auf seine Richtung einzuwirken vermögen. Dies ist für die Rauminhalationsapparate weniger von Bedeutung als für die Einzelapparate. Hier strömt der Nebel mit großer Kraft in horizontaler Richtung gegen die hintere Rachenwand. Weder Schwerkraft noch Lungenaspiration sind imstande, ihn von dieser Richtung wesentlich abzubringen. Sein Weg entspricht also einer nur langsam und schwach absteigenden Parabel. Infolgedessen prallen fast sämtliche Flüssigkeitströpfchen an die Wände der Mund- und Rachenhöhle und fließen zu Tropfen zusammen, da sie keine Elastizität besitzen, um zurückgeschleudert zu werden und wenigstens auf diese Weise in den Larynx zu gelangen. Der gewaltsame Anprall des mit komprimierter Luft gemischten Nebels ruft obendrein auf die Glottis einen mechanischen Reiz hervor und erzeugt Husten und Atembeklemmungen, was bei schon bestehender Dyspnoe besonders unangenehm ist. Aus diesen Gründen sind die Einzelapparate dieser Gruppe für Erkrankungen der tieferen Luftwege vollkommen ungeeignet, während auf die Rauminhalationsapparate die geschilderten Mängel keinen Bezug haben, da der von diesen erzeugte Nebel nicht direkt in die Mundhöhle geleitet wird, sondern den Inhalationsraum im ganzen erfüllt, in welchem er solange schwebt, bis seine ursprüngliche Triebkraft abgeschwächt und dem Einfluß der Schwerkraft und der Lungenaspiration unterlegen ist. Interessant ist das Verhalten der Nebeltemperatur bei den Apparaten dieser Gruppe. Sie ist stets um einige Grade kühler als die der umgebenden Luft, selbst wenn die angewandte Flüssigkeit sehr heiß oder bedeutend abgekühlt ist. Bei einer Lufttemperatur von 17,5—22,5 ° C ist die Nebeltemperatur 15—19 ° C. Hierfür ist neben dem labilen Temperaturgleichgewicht der Körper und dem Wärmeverlust infolge der Wasserverdampfung durch die Zerstäubung die Änderung des Expansionszustandes der Luft verantwortlich zu machen. Dadurch, daß die expandierte Luft sich viel inniger mit der Flüssigkeit mischt als bei den Apparaten der ersten Gruppe, muß eine sehr bedeutende Abkühlung erfolgen. Demnach können mit diesen Apparaten nur kühle Inhalationen verabreicht werden.

Die Art des Zusammentreffens von komprimierter Luft und Flüssigkeit kann verschieden vonstatten gehen. Sie kann gleichzeitig mit ihr aus einer Kapillaröffnung herausgestrieben werden, sie kann aber auch durch Vorbeistreichen Flüssigkeit aus einer Kapillarröhre aspirieren.

1. Gleichzeitige Austreibung von komprimierter Luft und Flüssigkeit aus einer Kapillaröffnung. Der erste Repräsentant dieser Gruppe ist der Apparat von Matthieu-Tirman, der auch den Namen „*Nephogène*“ trägt (s. Abb. 7). Er besteht aus einer Luftpumpe mit einem damit in Verbindung stehenden ziemlich umfänglichen Luftrezipienten. Aus diesem führt ein durch einen Hahn verschließbares Ansatzstück vermittelst eines Gummischlauches zu einer horizontalen Kanüle, welche in gerader Richtung in eine sehr feine Ausflußöffnung

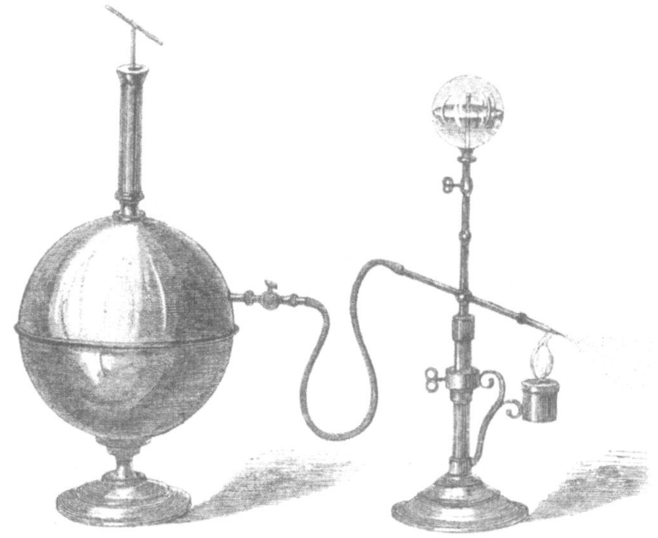

Abb. 7. Nephogène von Matthieu-Tirman.

mündet und mit einer senkrecht nach oben abgehenden Röhre kommuniziert, die in einen gläsernen Ballon, eine Art Heronsball, bis nahe an seine obere Peripherie hineinreicht. Der Heronsball, gleichfalls durch einen Hahn abzuschließen, läßt sich abschrauben. In ihn wird das Medikament so hineingegossen, daß er nicht ganz damit gefüllt ist. Komprimiert man die Luft im Rezipienten und öffnet dann die Hähne, so wird auch die Luft im Heronsball komprimiert und treibt die Flüssigkeit hinunter in die Ausflußröhre. Hier begegnet sie zugleich dem direkten Strom der komprimierten Luft und wird aufs feinste zerstäubt.

So sinnreich dieser Apparat erdacht war, so hafteten ihm verschiedene Mängel an. Sein Mechanismus war kompliziert, er bedurfte häufiger Reparaturen, und hatte auch den Fehler, daß die medikamentöse Flüssigkeit nicht ausschließlich mit Glas in Berührung kam, sondern auch metallische Röhren zu passieren hatte. Allen diesen Übelständen begegnete der

Apparat von WINDLER. Statt des Heronsballes benutzte er einen gläsernen Becher, der unten in eine feine Öffnung ausmündet. Dieser Becher wird in einem Ring derart festgehalten, daß seine untere Öffnung gerade vor der feinen Mündung eines durch einen Hahn verschließbaren horizontalen, vorn in einen Glasansatz mündenden Kanals sich befindet. Dieser Kanal kommuniziert seinerseits mit dem Rezipienten der Luftpumpe. In den Becher wird nun die medikamentöse Flüssigkeit gegossen, welche durch die kleine Öffnung langsam in ein untergestelltes Gefäß abtropft. Öffnet man darauf den Hahn, nachdem die Luft im Rezipienten genügend komprimiert ist, so reißt die ausströmende komprimierte Luft die abfließenden Flüssigkeitströpfchen mit sich fort, sie in einen feinen Nebel zerstäubend. Aber auch dieser Apparat ist heute kaum mehr im Gebrauch. Einfacher ist der

Apparat von TRÖLTSCH.* Derselbe besteht aus einer Flasche, in der sich die zu zerstäubende Flüssigkeit befindet. In dieselbe taucht bis nahezu an den Boden der Fläche ein dünnes Röhrchen, das Steigrohr. Ein zweites etwas dickeres Röhrchen, der Luftkanal, durchbohrt den Korkstöpsel nur bis an das untere Ende desselben und teilt sich oberhalb des Pfropfes in zwei Arme, einen kurzen, an welchem das Gummigebläse angebracht wird, und einen längeren, der erst spitzwinkelig abgeht und dann horizontal wird. Das Steigrohr ist vom unteren Ende des Stöpsels an konzentrisch sowohl in den vertikalen als in den horizontalen Teil des Luftkanals eingefügt. Komprimiert man nun die Luft im Gummigebläse, so tritt sie in fortdauerndem Strome durch den kürzeren Arm des Luftkanals zum Teil nach unten in die Flasche und treibt die Flüssigkeit durch das Steigrohr in die Höhe bis in den horizontalen Arm hinein. Beim Austritt aus dessen feiner Öffnung trifft nun der andere Teil der Luft, welcher den direkten Weg durch den horizontalen Arm genommen hat, mit der Flüssigkeit zusammen und zerstäubt sie zu feinstem Nebel.

Der Apparat hat den Vorteil, daß die Zerstäubung in der Nasen-
bezw. Mundhöhle selbst vorgenommen werden kann. Nach demselben Prinzip ist der RICHARDSON'sche Apparat* konstruiert, der
ebenfalls bei Erkrankungen der oberen Luftwege gute Dienste
leistet.

Bei den GOEBEL'schen Apparaten in Ems (Duplex, Unikum
und Solo) treibt komprimierte Luft, die von unten her in einen
Glasbehälter eingeleitet wird, die medikamentöse Flüssigkeit
durch ein Kapillarrohr senkrecht nach oben und bringt sie auf
diese Weise unter Zuhilfenahme verschiedener Ansätze zur Zerstäubung. Will man einen sehr kräftigen Dunststrahl mit mechanischer Spülwirkung für Mund und Nase erhalten, so wählt man
den als *Duplex* bezeichneten Typus, der sich durch einen dreh-
baren Zerstäuberarm auszeichnet. Kommt es einem mehr auf
die Behandlung tiefer sitzender Katarrhe und feineren Medika-
mentenstaub an, so ist der Apparat *Unikum* angezeigt, der einen
Doppelstrahlzerstäuber besitzt. Der senkrecht aufsteigende Strahl
wird von einer darüber gesetzten gebogenen Glasröhre gefaßt und
von seiner geraden Richtung abgelenkt. Hierdurch wird zweierlei
erreicht, erstens schlagen sich alle größeren Wassertröpfchen an
der Glaswand nieder und fließen zurück, so daß nur der aller-
feinste Wasserstaub ausströmt, und zweitens hat dieser Flüssigkeitsstaub nur eine sehr geringe Eigenbewegung, so daß er der
Aspiration der Lungen leicht folgt. Für Naseninhalationen schließlich, bei denen ein ganz feiner, aber reichlicher Dunst ohne mechanischen Reiz gewünscht wird, eignet sich der Typus *Solo*. Er
trägt denselben gebogenen Glasansatz wie der vorige, in ihn konzentrisch eingefügt ist aber eine wesentlich dünnere und nicht
ganz so lange Hartgummiröhre, welche dem Flüssigkeitsstaub die
Richtung gegen ein auf das Glasrohr aufgesetztes Doppelnasen-
stück anweist.

Unter Zugrundelegung dieser Prinzipien hat Apotheker RON-
KARZ in München einen sehr praktischen *Hausapparat nach
Emser System** mit Tisch-Metallluftpumpe konstruiert, welcher
den verschiedensten Zwecken gerecht wird. Bei Aufsetzen einer
wenig gebogenen Glasröhre erhält man eine kräftige Sprühinhala-
tion zur Behandlung von Rachenkatarrhen mittelst Mund- bezw.
Nasenansatzes. Schraubt man nur eine Nasenolive auf den Zerstäuber auf, so ergibt sich eine kräftige Nasendusche. Wählt man

schließlich eine wagerechte gebogene Glasröhre, so bekommt man einen ganz feinen Nebel, der durch Nase oder Mund inhaliert bis in die feinsten Bronchien dringt. Bei kräftigem Pumpendruck eignet sich diese auch für Ölzerstäubungen. Dieses Modell 1913 hat er im Jahre 1920 vereinfacht, indem er die verschiedenen gebogenen Glasansätze wegließ und durch eine einzige oben offene Glasglocke mit einer seitlichen blind endenden Ausbuchtung ersetzte. Schraubt man auf den Hartgummizerstäuber eine seitliche Düse auf und richtet den Strahl gegen die Ausbuchtung der Glasglocke, so erhält man die feinste Art der Zerstäubung . Bei Rachen- bezw. Nasendusche läßt man die Glasglocke ganz fort und inhaliert direkt mit einer Seiten- bezw. Knopfdüse, welche auf den Zerstäuber aufgeschraubt wird.

Allen bisher geschilderten Apparaten dieser Gruppe haftet der Mangel an, daß die Temperatur des von ihnen erzeugten Sprays sehr niedrig und nicht zu regulieren ist. Dem suchte HERYNG[20]) mit seinem „*Thermoregulator für kalten Spray*"* dadurch abzuhelfen, daß er auf dem horizontalen Arm eines RICHARDSON-schen Zerstäubers eine willkürlich zu verschiebende Glastulpe anbrachte. Hierdurch wird der Zerstäubungspunkt der äußeren Apertur mehr oder weniger genähert, was zur Folge hat, daß der ausströmende Nebel dementsprechend wärmer oder kälter ist. Die zu zerstäubende Flüssigkeit wird auf 65 ° C erwärmt und in eine 200 ccm fassende, mit einem RICHARDSON'schen Zerstäuber montierte Eprouvette gegossen. Die horizontale Röhre dieses Zerstäubers trägt eine empirisch gefundene Einteilung in Temperaturgrade. Die Tulpe zeigt an ihrem hinteren Zylinder einen eingravierten Strich, der durch Verschieben der Tulpe entsprechend der gewünschten Temperatur mit dem von der graduierten Horizontalröhre abzulesenden Wärmegrad zur Deckung gebracht werden kann. In der Mitte ihres kugeligen Anteils besitzt die Tulpe einen kurzen Tubus, welcher die Ableitung des Kondenswassers besorgt. Übrigens trägt die Tulpe auch dazu bei, daß die unter starkem Druck pulverisierte Flüssigkeit durch Anprallen gegen ihre Wände noch feiner zerstäubt und die größeren Tröpfchen durch den Tubus abgeleitet werden. Der ganze Apparat ist auf einem vernickelten Stativ montiert und wird durch entsprechende Stellung des horizontalen Ringes der Größe des Patienten angepaßt. Er erzeugt Nebel zwischen 20—30 ° C.

Wählt man statt Preßluft Kohlensäure als Motor, welche übrigens auch bei Anwendung über längere Zeit die Einatmungsluft nur ganz unbedeutend verunreinigt, so läßt sich die Nebeltemperatur bis auf 10 ° C erniedrigen.

Der *Tropfenzerstäuber von* SAENGER[21]* bezweckt eine genaue Dosierung der angewandten Mittel, um auch Kokain, Milchsäure, Atropin, Stypticin, u. a. der Inhalationstherapie nutzbar zu machen. Die genaue Dosierung kommt dadurch zustande, daß eben nur soviel Arzneiflüssigkeit eingefüllt wird, als zur Erzielung der beabsichtigten Wirkung durch eine einmalige Inhalation erforderlich erscheint. Die Vorrichtung gleicht den Apparaten von TRÖLTSCH u. a. insofern, als sie ebenfalls in zwei einander umschließende, spitz zulaufende Röhren (A und B) mündet, von denen die innere zur Aufnahme der Zerstäubungsflüssigkeit, die äußere zur Aufnahme der die Zerstäubung bewirkenden Druckluft bestimmt ist (s. Abb. 8).

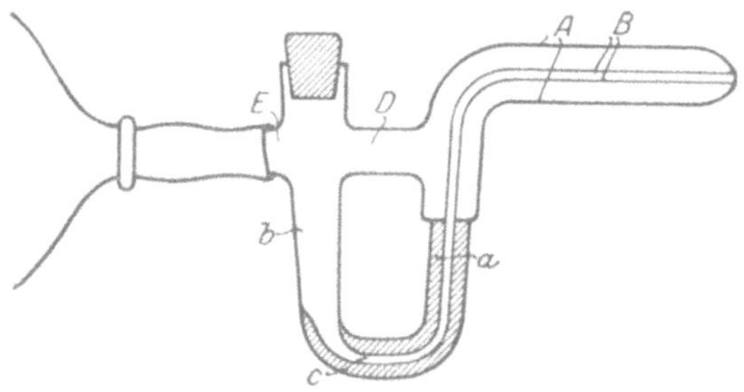

Abb. 8. SAENGER's Tropfenzerstäuber.

Sie unterscheidet sich aber von allen bisherigen dadurch, daß ihr Arzneibehälter C aus einer U-förmigen Röhre von kapillarem innerem Durchmesser besteht, welche mit der inneren Flüssigkeit führenden Zerstäubungsröhre in Verbindung steht. Der hintere obere Teil des Arzneibehälters bildet eine trichterförmige Erweiterung, aus welcher je eine nach vorn und hinten verlaufende Röhre D und E entspringt. Die erstere mündet in die äußere Zerstäubungsröhre, die letztere, kürzere dient zur Verbindung der ganzen Vorrichtung mit dem Schlauch eines Gummigebläses. Nach oben setzt sich diese trichterförmige Erweiterung in eine Art kurzen Flaschenhals fort, der durch einen Gummi- oder Korkstopfen fest verschlossen ist. Hier wird die nötige Quantität der zu zerstäubenden Flüssigkeit mittelst Pipette eingeträufelt. Der Tropfenzerstäuber wird in zwei Formen hergestellt, von denen die eine, zur Behandlung des Rachens oder

der Nase dienende, in einem kurzen, graden Fortsatz endigt, während die zweite zur Behandlung des Kehlkopfes und der mittleren Luftwege einen längeren, sich bogenförmig nach unten umbiegenden Fortsatz hat, der bis nahe an die hintere Rachenwand eingeführt wird. Der Patient lernt leicht, den Apparat selbst einzuführen, er kann aber auch vom Arzt gleich einem Insufflator benutzt werden, wobei der Patient gleichzeitig tiefere Atemzüge zu machen hat.

Gehörten die bisher besprochenen Apparate ausnahmslos zu den transportablen, bei denen der Flüssigkeitsstaub direkt in Nase oder Mund hineingeleitet wird, so ist der nun abzuhandelnde ein stabiler Apparat, bei welchem der Nebel eine Inhalationskabine erfüllt und erst indirekt zur Einatmung gelangt. Bulling's *Guttafer*[22]) hat folgende Konstruktion. An dem Außenrand des Gefäßes, welches zur Aufnahme der zu zerstäubenden Flüssigkeit

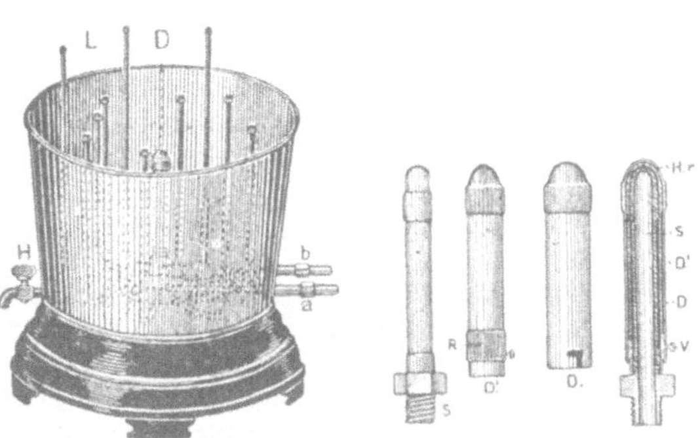

Abb. 9. Bulling's Guttafer.

dient, befinden sich die Zuleitungsrohre für die komprimierte Luft (s. Abb. 9). Leitung a führt zum Standrohr S und zu der darüber gestülpten Düse D, Leitung b in die Kapsel c und die hier mündenden Röhren L. Der Hahn H läßt die nach beendeter Inhalation im Gefäße verbliebene Flüssigkeit ablaufen. Die Zerstäubungsdüse D besteht aus 2 ineinandergeschobenen Hohlkörpern D und D I, welche unten durch einen Bajonettverschluß V verbunden sind und geschlossen über das Standrohr S gesteckt werden. Oben hat sie zum Durchtritt der Preßluft eine runde Öffnung. Die innere, etwas kürzere Hülse D I hat an ihrem unteren und oberen Ende Einkerbungen R, welche als ebensoviele Saugröhrchen beim Durchtritt der komprimierten Luft durch das Standrohr S dienen und die Flüssigkeit in den zwischen D und D I befindlichen scheibenförmigen Hohlraum Hr eintreten lassen,

von wo aus sie als gleichmäßig feiner Nebel durch die Öffnung
von D in den Inhalationsraum gerissen wird. Zugleich werden
die Einkerbungen R etwaige gröbere Bestandteile, welche in die
Flüssigkeit hineingeraten sollten, zurückhalten. Die Düse selbst
ist sehr leicht rein zu erhalten, ihre Ausführungsöffnung kann
sich nie verstopfen. Neuartig und besonders sinnreich an diesem
Apparat sind aber die um die Zerstäubungsdüse D herum angebrachten längeren und kürzeren Röhrchen L, die an ihrer Kuppe
eine Öffnung von bestimmter Größe haben. Aus diesen Öffnungen
tritt, durch Leitungsrohr b und Kapsel c zugeleitet, komprimierte
Luft frei in den Inhalationsraum aus, nachdem sie zuvor eine
Kühl- resp. Wärmeschlange sowie Wattefilter passiert hat. Diese
Preßluft dient 2 Zwecken: Sie schafft eine ideale Ventilierung und
trägt zur weiteren Verkleinerung der die Düse D verlassenden
Tröpfchen bei.

Die Ventilation ist, wie EMMERICH[22] mit Recht betont, deswegen
ideal zu nennen, weil sie mit der Funktion des Zerstäubers verbunden ist,
so daß die ununterbrochene Wirksamkeit garantiert wird, während hiervon
getrennte Ventilationseinrichtungen erfahrungsgemäß häufig vernachlässigt
oder gar nicht in Gang gesetzt werden. Zur weiteren Verkleinerung der in
der Luft schwebenden Flüssigkeitströpfchen trägt die so zugeführte Preßluft
dadurch bei, daß sie bei der Kompression außerordentlich trocken gemacht
wird und daher bei der Expansion, also im Augenblick, wo sie in den Inhalationsraum eintritt, sehr begierig Wasser aus den in der Luft des Inhalationsraumes schwebenden Flüssigkeitströpfchen an sich reißt. So erfolgt
deren rapide Verkleinerung. Der Durchmesser der größten Tröpfchen ist
0,06—0,1 mm, der der mittleren 0,012—0,0006 mm, der der kleinsten noch
gerade bei 500facher Vergrößerung sichtbar. Da die nach 5maliger Bifurkation aus den lobulären Bronchiolen hervorgegangenen Endverzweigungen
0,3—0,4 mm Durchmesser haben, und der Durchmesser der Alveolen bei
einjährigen Kindern 0,1 mm, bei 40jährigen Männern 0,2—0,25 mm beträgt, so ist dieser mehr als 300mal so groß, als die kleinsten Flüssigkeitströpfchen im BULLING'schen Inhalationsraum. Da außerdem die Menge
der Tröpfchen eine sehr große ist, so besteht die Möglichkeit, daß ein Teil
von ihnen die Alveolen erreicht. Die Verkleinerung der Tröpfchen soll eine
so vollkommene sein, daß auch die nicht zur Einatmung gelangten wegen
ihrer Kleinheit die Kleider nicht benetzen. Allerdings konnte ich mich
nicht immer von dieser Tatsache überzeugen. BULLING behauptet sogar,
es müsse darauf gesehen werden, daß nicht zuviel Preßluft durch die Röhren
L zugeführt wird, weil sonst alle Flüssigkeit weggetrocknet werden könnte.
Er hat ferner gefunden, daß der Gesamtquerschnitt von L sich nach dem
Kubikinhalt des Inhalationsraumes richten muß. Bei 4 Atm. Druck tritt
durch 1 qmm Querschnitt in der Stunde 3,4 cbm Luft. Der einzige Nachteil des BULLING'schen Inhalationsraumes ist, daß schon nach 3—4 Minuten

eine relative Luftfeuchtigkeit von 100 % erreicht wird. Zwar will ich nicht wie ROBINSON[18]) bezweifeln, daß auch in einem mit Wasserdampf gesättigten Raum noch eine Verkleinerung der schwebenden Tröpfchen stattfinden kann, muß aber der Meinung EMMERICH's ganz entschieden entgegentreten, als ob diese hohe Luftfeuchtigkeit für die Verhinderung einer vollkommenen Verdunstung der Tröpfchen geradezu erwünscht wäre und für den Patienten zumindest keine Unannehmlichkeit bedeutet. Ich habe im Gegenteil die Erfahrung gemacht, daß Blutarme und zur Erkältung Neigende den einstündigen Aufenthalt in den mit Feuchtigkeit gesättigten Inhalationsräumen sehr unangenehm empfinden und mitunter auch objektiv nachweisbare Verschlechterungen ihres Zustandes aufweisen. Steigt dabei noch die Lufttemperatur über 20 ⁰ C, so wird der Aufenthalt in einem solchen Raum für einen ruhenden Menschen unerträglich. Es tritt starkes Bangigkeitsgefühl und innere Unruhe ein. Trotzdem behält der Apparat seine vielen guten Qualitäten und leistet, wofern man das Patientenmaterial vorsichtig auswählt und die Temperatur des Inhalationsraumes reguliert, gute Dienste, namentlich bei Erkrankungen der tieferen Luftwege.

REIF'sche Zerstäubungsampel[23]). Auch sie dient wie der vorige Apparat zur indirekten Inhalation in Kabinen. Die Glasampel a dient zur Aufnahme der medikamentösen Flüssigkeit, welche durch den mit Quetschhahn zu verschließenden Gummischlauch b zum Zerstäuber geleitet wird. Dieser besteht aus

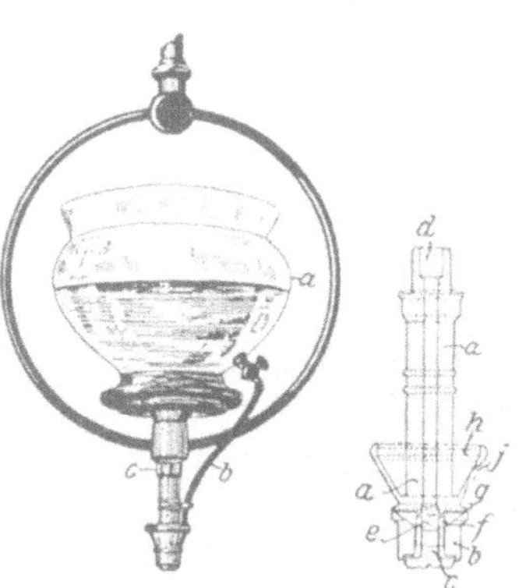

Abb. 10. REIF'sche Zerstäubungsampel.

einem tassenförmigen Gehäuse c mit zylindrischem Aufsatz d, einer Dichtungsscheibe e und einer Klemmschraube f, womit die Scheibe an das Gehäuse luftdicht angepreßt wird. Durch die Öffnung g tritt die Druckluft in den zylindrischen Aufsatz d und das Gehäuse c ein, von hier drängt sie sich durch die Sparkanäle hh in Richtung der Pfeile in die Verteilungskammer j, von wo sie durch die Zerstäubungsschlitze kk austritt. Die Flüssigkeit sammelt sich indessen langsam in der Tasse c und fließt durch die Verteilungsspalten ll aus derselben aus, wo sie in den Zerstäubungsschlitzen kk mit der Preßluft zusammentritt und aufs feinste zerstäubt wird (s. Abb. 10).

Dadurch daß die Luft an den Zerstäubungsschlitzen mit mindestens einer Atm. Druck austritt, entsteht eine natürliche Luftströmung. Die Zerstäubung ist eine sehr feine und erfolgt allseitig gleichmäßig im ganzen Inhalationsraum. Durch Regulierung sowohl der zugeführten Preßluft als auch der Flüssigkeitszufuhr ist man in der Lage, auf die Zahl und Größe der Tröpfchen einzuwirken. Da der Apparat außerordentlich einfach konstruiert ist, ist auch seine Bedienung sehr leicht und eine Verstopfung von Düsen unmöglich. Die Betriebskosten sind geringer als beim BULLING'schen Guttafer und bei vielen anderen Rauminhalationssystemen, da der Apparat schon bei 1 Atm. Druck arbeitet und bei Verwendung von 2—3 Atm. durch die in einem Windkessel aufgespeicherte Luft allein betrieben werden kann, ohne daß die Luftpumpe weiter tätig zu sein braucht.

Dem physikalischen Prinzip nach gehören unter diese Rubrik noch die *Medikamentenvernebler von SPIESS** (Drägerwerke Sauerstoffzentrale Berlin NW.) *und HAENLEIN** (Inhabad), welche mit Druckluft oder komprimiertem Sauerstoff betrieben werden können. Der Betrieb mit Druckluft, die bei den Drägerwerken durch einen kleinen Elektrokompressor geliefert wird, ist billiger. Kommt es also weniger auf eine Sauerstoffzufuhr zum Blut als auf eine Behandlung der Schleimhäute selbst an, so wird man lieber Druckluft als Motor wählen. Im übrigen ist das Prinzip beider genannten Apparate ungefähr das gleiche. Der hochgespannte Sauerstoff wird durch ein Druckreduzierventil 1 (s. Abb. 11) auf den Arbeitsniederdruck von 3 Atm. herabgemindert. Von dem zu inhalierenden Medikament werden einige Kubikzentimeter in das abschraubbare Glas 5 gefüllt, aber nicht so viel, daß die seitlichen Löcher der Hartgummidüse 6 eintauchen. Je nach der gewünschten Stärke der Verneblung wird nun durch Hineinschrauben der Stellschraube 3 der Arbeitsdruck des Druckreduzierventils nach dem Zeigerstand am Manometer 7 auf ge-

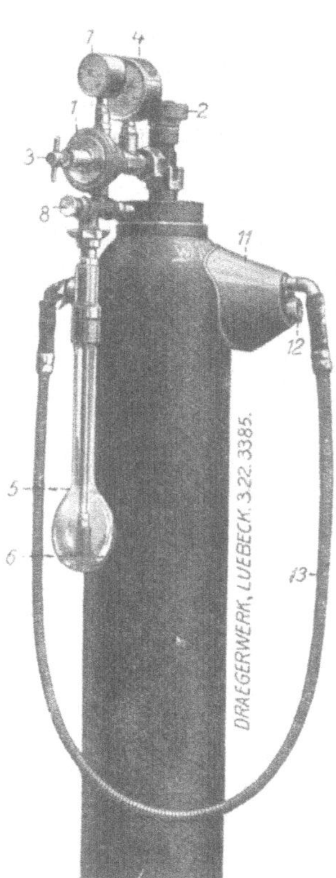

Abb. 11. Medikamentenvernebler von SPIESS.
(Anschluß an eine Sauerstoffbombe.)

ringeren oder höheren Druck bzw. auf Sauerstoffverbrauch eingestellt. Hiernach öffnet man den Abstellhahn 8. In der Kugel des Medikamentenglases geschieht die Verneblung so, daß der Druck von 3 Atm. aus mehreren seitlichen Öffnungen der unten am Tauchrohr befindlichen Verneblerdüse ausströmt, dabei das flüssige Medikament ansaugt und es an der Glaswand in feinste Teilchen zersprengt. Die nebelartigen Teilchen werden mit dem Gasstrom nach oben geführt und durch den Schlauch zur Maske geleitet. Grobe Flüssigkeitsteilchen bleiben im Glase zurück. Bei Verneblung nicht öliger Substanzen wird zwischen Medikamentenkölbchen und Maske ein Sparbeutel zwischengeschaltet, wie er weiter unten beim Sauerstoffapparat beschrieben ist. Will man zwei verschiedene Medikamente, die sich nicht gut miteinander mischen, gleichzeitig vernebeln, so verwendet man zwei Kölbchen mit zugehörigen Verstäubungsdüsen. Bei einer vorhandenen Preßluft- oder Sauerstoffleitung können die Verneblerkölbchen an passende Stative oder Wandkonsolen angeschlossen werden (s. Abb. 12).

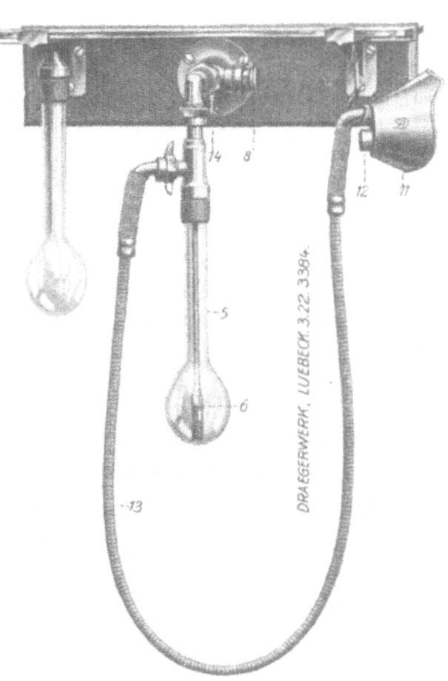

Abb. 12. Medikamentenvernebler von SPIESS.
(Anschluß an eine Preßluft- oder Sauerstoffleitung.)

Um nun diese Apparatur zu vereinfachen und zu verbilligen, hat die Sauerstoffzentrale Berlin NW 7 einen kleinen handlichen Vernebler *Atmos** nach gleichen Prinzipien konstruiert. Der Grundteil besteht aus einem Medikamentenglas mit Deckel, welcher doppelt durchbohrt ist. Durch die eine Öffnung tritt das Druckluftzuführungsrohr, das sich nach unten in die Verstäuberdüse fortsetzt. Die andere Öffnung, durch welche der Nebel austritt, dient zum Aufschrauben verschiedener Einatmungsansätze

(Maske, Mundstück, Nasenlyra). Als Motor dient am einfachsten eine Handluftpumpe. Es läßt sich aber auch ein Zylinder mit komprimierter Luft bezw. Sauerstoff anschließen. Endlich kann der Apparat mit einem Elektrokompressor verbunden werden, der an jede elektrische Leitung durch Steckkontakt angeschlossen werden kann.

2. **Aspiration von Flüssigkeit aus einer Kapillar-röhre durch vorbeistreichende Preßluft.** Als Typus für alle Apparate dieser Gruppe hat BERGSON's *Hydrokonion** zu gelten. Es besteht aus einer gewöhnlichen WULFF'schen Flasche, in welcher sich die zu zerstäubende Flüssigkeit befindet. In diese taucht ein zu feiner Spitze ausgezogenes, offenes Glasrohr. Rechtwinklig gegen dasselbe verläuft ein zweites wagerechtes ebenfalls spitz ausgezogenes Glasrohr, so-daß die beiden Enden in größter Nähe senkrecht aufeinander stoßen. Treibt man nun mit einem Gummigebläse Luft durch das wagerechte Rohr, so wird durch deren Vorbeiströmen an dem senkrechten Glasrohr in diesem ein luftverdünnter Raum ge-bildet. Infolgedessen steigt die Flüssigkeit im vertikalen Rohr in die Höhe, tritt durch die kapilläre Endigung hinaus und wird hier durch gewaltsame Mischung mit der entgegenströmenden Luft zerstäubt. Das BERGSON'sche Prinzip der Aspiration und Zerstäubung von Flüssigkeit ist so einfach und praktisch, daß es schnell die allgemeinste Verbreitung fand. Um die Zerstäubung erst in die Mundhöhle zu verlegen, hat WINTERICH den Apparat derart modifiziert, daß die aus dem Gefäße aufsteigende vertikale Röhre sich horizontal umbiegt und dicht unter der anderen, die Preßluft führenden, parallel mit ihr verläuft, bis sie an ihrer feinen Endigung sich wieder senkrecht gegen die Öffnung der oberen Röhre umbiegt.

Auch die vielen im Handel befindlichen *Taschenapparate* für Asthmatiker (TUCKER, STÄUBLI u. a.)* fußen auf diesem Prinzip. Bei allen diesen befindet sich das BERGSON'sche Röhrensystem in einem mit einem Abführungsrohr versehenen Glasgehäuse von kugliger oder ähnlicher Form, was den Vorteil bietet, daß die feinen Tröpfchen nochmals an den Glaswänden des Gehäuses zer-stieben, ehe sie zur Einatmung gelangen. Beim *TANCRÉ-Apparat** wird zur Erzielung noch feinerer Zerstäubung auf die untere Glas-kugel eine zweite obere aufgesetzt, was vornehmlich bei öligen

Lösungen geschehen soll. Eine Anzahl Taschenapparate dieser Art beherbergen zwecks Erhöhung des Effekts 2 BERGSON'sche Röhrensysteme, so der *Wiesbadener Doppelinhalator**.

Die *CLAR'sche Zerstäubungsampel* ist ebenfalls auf dem Prinzip des BERGSON'schen Hydrokonions aufgebaut. Aus einer mit der medikamentösen Flüssigkeit gefüllten Ampel wird mittelst Druckluft die Flüssigkeit durch BERGSON'sche Aspirationsröhrchen in feinste Zerstäubung gebracht, welche die für eine Person bestimmte Inhalationskabine mit feinstverteiltem Nebel erfüllt.

Die Inhalation mit diesem Apparat ist eine besonders feuchte und empfiehlt sich vornehmlich bei zähen Katarrhen der Bronchien, namentlich bei den auf Stauung beruhenden, während sie bei solchen mit profuser Sekretion und bei Kranken, welche erfahrungsgemäß feuchte, mit Wasserdampf gesättigte Luft nicht vertragen, weniger am Platze ist. Der Betrieb dieser Ampel erfordert 1—2 PS.

Bei GOEBEL's *Imperator* zur Inhalation zerstäubter Sole mit Latschenduft sind um ein Mittelteil eine Anzahl durch Hähne abstellbare Zerstäuberröhrchen im Kreis gruppiert. Diesen wird durch eine Röhre von oben gepreßte Luft zugeführt und so die zu zerstäubende Flüssigkeit aus einem Gefäß angesogen. Der Flüssigkeitsstaub wird in ein Glasrohr, welches auf einem Kranzrohr aufsitzt, getrieben. In diesem Rohr befindet sich ein konischer Schirm, gegen welchen die Flüssigkeitsstäubchen anprallen, zum Wirbeln, dadurch zur innigen Mischung mit dem mitgerissenen Luftstrom kommen und dabei die bei jeder Zerstäubung unvermeidlichen gröberen Tröpfchen zum Niederschlagen bringen. Der kondensierte Teil der Flüssigkeit fließt wieder in das Gefäß zurück, der Dunststrom steigt nach oben empor, fließt über den Rand des Rohres über und verteilt sich im Raum.

Erhöhung des mechanischen Wirkungsgrades und zugleich der Wirtschaftlichkeit in Anlage und Betrieb erreicht man mit dem *rotierenden Düsensystem* des Rauminhalationsapparates „Inhabad“, der entweder an der Decke des Raumes oder auf dem Fußboden säulenförmig angebracht wird.

Die Zerstäubungsmenge steigt auf das 10—20fache, ohne daß der Luftbedarf sich ändert. Um einen Raum von 300 cbm, in dem bis zu 40—50 Inhalanten Platz haben, unter dichtestem Nebel zu halten, genügen 2 Apparate, welche zusammen einen Kraftbedarf von ca. $\frac{1}{2}$ PS haben. Da man schon mit einem Betriebsdruck von 1 Atm. auskommt, so braucht man nur ein Rotationsgebläse, welches sowohl in Bezug auf Anschaffungs- wie

auf Betriebskosten sich viel billiger stellt als die Kompressionsanlagen
älterer Systeme. Durch entsprechendes Höher- und Tieferstellen der Fang-
schale ist es möglich, die Feinheit der Zerstäubung beliebig zu steigern,
indem die gröberen Tropfen, welche durch die Zentrifugalkraft stärker nach
außen geschleudert werden als die feineren, mehr oder weniger abgefangen
werden.

b) Dampfapparate.

Allgemeines. Der Motor, der bei diesen Apparaten die Zerstäubung
von Flüssigkeiten bewirkt, ist Dampf bezw. überhitzter Dampf. Der
Flüssigkeitsstaub kommt nicht allein, sondern in Verbindung mit Wasserdampf oder vielmehr mit Schwaden zur Wirkung. Wohl steht er an Feinheit und Dichte demjenigen durch Luftdruckapparate erzeugten im allgemeinen nach, gewinnt aber auf der anderen Seite auch für die Behandlung
der tieferen Atmungswege dadurch an Bedeutung, daß er durch den bei-
gefügten Dampf bezw. Schwaden eine größere Elastizität erhält, die ihn
befähigt, lange und enge Röhren zu durchlaufen, ohne sich in größerer
Quantität schon an den Wandungen der ersten Luftwege niederzuschlagen.
Im Gegensatz zu den mit Preßluft betriebenen Apparaten hat man bei den
Dampfapparaten einen erheblich weiteren Spielraum bezüglich der Temperatur des Flüssigkeitsnebels. Für gewöhnlich ist sie ziemlich erheblich
wärmer, als die umgebende Luft. Sie beträgt in der bei Einzelapparaten
zu beobachtenden Entfernung von 10 cm von der Zerstäubungsdüse wenigstens 25 ⁰ C und kann mit den modernsten Apparaten durch geeignete Vorrichtungen bis auf 65 ⁰ gebracht werden. Wo also die Erzeugung einer
aktiven Hyperämie der Schleimhäute, namentlich in den ersten Atmungswegen erwünscht erscheint, wird man die Apparate dieser Gruppe bevorzugen.

*Siegle'scher Apparat**. Im Jahre 1865 kam Siegle auf die
ingeniöse Idee, beim Bergson'schen Hydrokonion anstatt
komprimierter Luft Dampf als Motor zu benutzen. Der Apparat
hatte ursprünglich folgende Form: Eine auf 2 Atm. geprüfte Koch-
flasche wird zur Hälfte mit reinem, von Kalksalzen soviel wie
möglich freiem, am besten destilliertem Wasser oder Regenwasser
gefüllt, um den Ansatz von Kesselstein an den Glaswänden möglichst zu verhindern. Die Flasche ist mit einem doppelt durchbohrten Kork verschlossen. Durch die eine Bohrung tritt eine kurze
vertikale Röhre, die sich dicht oberhalb des Korkes in die horizontale Röhre des Bergson'schen Hydrokonions umbiegt, durch
die zweite ein Thermobarometer nach Collardeau zur Tempe-
ratur- und Druckbestimmung. Diese Flasche, die übrigens später
durch einen Metallkessel ersetzt wurde, ist von einem Blechmantel
umgeben und wird durch eine Spirituslampe mit Schraubenvor-

richtung zur genauen Regulierung der Flamme geheizt. Außen an dem Blechmantel befindet sich eine tellerförmige Platte, auf welche ein mit medikamentöser Flüssigkeit gefülltes Glas gestellt wird. In dieses taucht die vertikale Röhre des BERGSON'schen Hydrokonions ein (s. Abb. 13). Achtet man streng darauf, daß die Öffnungen beider Röhren sich soeben berühren, genau senkrecht gegeneinander stehen und nicht seitlich gegeneinander verschoben sind, zudem auch nicht verstopft sind, so wirkt der durch die horizontale Röhre an der vertikalen unter einem Druck von $\frac{1}{2}$ Atm. vorbeistreichende Wasserdampf durch Erzeugung eines Vakuum aspirierend auf die medikamentöse Flüssigkeit. Diese beginnt in dem vertikalen Rohr zu steigen, bis sie an der kapillaren Öffnung anlangt und in feinsten Staubnebel aufgelöst wird. Je nach Größe der Ausflußöffnung und der Spannung des Dampfes findet eine gröbere oder feinere Zerstäubung der Flüssigkeit statt.

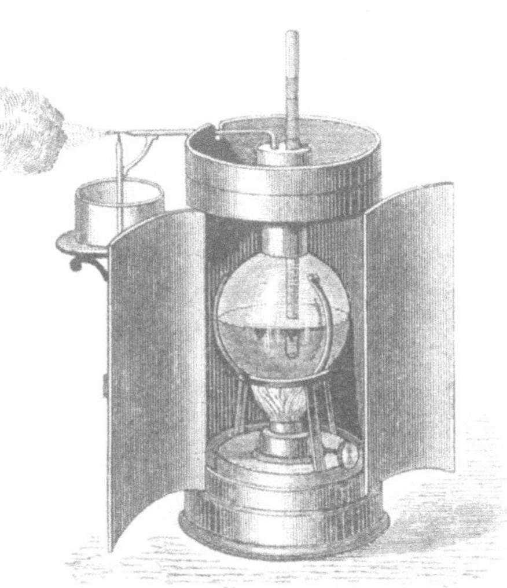

Abb. 13. SIEGLE'scher Dampfinhalationsapparat.

Der Apparat fand schnell allgemeinen Anklang und weiteste Verbreitung, ja verdrängte eine Zeitlang sämtliche andere Systeme. Selbst heute ist bei vielen Ärzten, geschweige denn bei Laien, der Begriff von Inhalationen eng mit den Apparaten nach SIEGLE's System verknüpft. Seine Beliebtheit verdankte er der einfachen Konstruktion, der selbständigen kontinuierlichen Tätigkeit, der Erwärmung des Staubnebels und nicht zuletzt den geringen Anschaffungskosten. Anfänglich übersah man, daß die Zerstäubung keine besonders feine war, und daß sich die Temperatur des Nebels nicht genau genug regulieren ließ.

Die zahlreichen Verbesserungen, die der ursprüngliche Apparat erfuhr, suchten vornehmlich der Explosionsgefahr zu begegnen, indem der Dampfkessel statt aus Glas, aus Weißblech oder Messing

verfertigt und Sicherheitsvorrichtungen, wie Feder- bezw. Kugel-
ventile und Quecksilbermanometer, angebracht wurden. In dieser
Hinsicht ist der vollkommenste Apparat, der auch Verbesserungen
anderer Art brachte, der

*OERTEL'sche Apparat**. Der Dampfkessel besteht aus
Metall (Weißblech, Messing), deren Teile gut ineinander gefalzt
und verlötet sind. Er hat ein Fassungsvermögen von 200 g und
wird nur zur Hälfte mit Wasser gefüllt. Zur Vermeidung von
Explosionen, besonders bei Verstopfung der Ausströmungsöffnung
des Dampfrohres ist ein einfaches, gut gearbeitetes Federventil
angebracht, dessen Brauchbarkeit man vor jeder Sitzung leicht
prüfen kann. Die Röhren des BERGSON'schen Hydrokonions
sowie deren Verbindungsbügel bestehen aus Glas, um chemisch
differente Flüssigkeiten, namentlich Lösungen von Metallsalzen,
nicht mit Metall in Berührung zu bringen und eine Zersetzung
derselben und Verunreinigung der Lösung zu vermeiden. Die
Verbindung der Röhren mit dem Kessel befolgt die ursprüngliche
Vorschrift SIEGLE's, nach welcher die horizontale Dampfröhre an
ihrem hinteren Ende im rechten Winkel nach abwärts gebogen und
luftdicht in einem Kautschukpfropfen eingefügt ist, den sie mit
ihrem unteren Ende 3—4 mm überragt. Diese Art der Verbindung
hat gegenüber der seitlichen Einführung der Röhre in den Kessel,
wie sie bei den billigen Apparaten vorkommt, den großen Vorteil,
daß bei evtl. Explosion des Kessels die Glasröhre unter gleich-
zeitigem Ausströmen von Wasser und Dampf einfach in die Höhe
geschleudert wird, ohne daß die unmittelbare Gefahr einer Ver-
brühung des Patienten im Gesicht oder in Mund- und Rachenhöhle
besteht. Ein Metallmantel von Eisenblech oder Messing umkleidet
den Kessel und die durch eine entsprechende Öffnung darunter zu
setzende Spirituslampe, um die Feuersgefahr zu verringern und den
Apparat rascher zu heizen. Das Thermobarometer ist bei gut
funktionierendem Ventil entbehrlich und vermehrt nur die Kosten
des Apparates. Aber außer diesen Sicherheitsvorrichtungen wandte
OERTEL noch weiteren wichtigen Umständen bei der Konstruktion
seines Apparates sein Augenmerk zu. Er suchte u. a. einen Einfluß
zu gewinnen auf die Größe und Menge der Tröpfchen und ihre
Temperatur. Ausgehend von der Tatsache, daß die Größe der
Ausströmungsöffnungen, namentlich für die aspirierte Flüssigkeit,
mit der Größe und Menge der Flüssigkeitsstäubchen sowie mit

der Höhe der Temperatur in geradem Verhältnis steht, empfahl er je nach der Sachlage die Anwendung dreier verschiedener Sorten von Röhren. Die engsten erzeugen einen mehr kühlen, äußerst feinen, aber mäßig reichlichen Nebel, die mittelweiten liefern größere Mengen eines gleichfalls noch feinen und wärmeren Nebels, während mit den weitesten eine sehr reichliche aber ziemlich grobe Zerstäubung von hoher Temperatur erhalten wird. Eine weitere praktische Vorrichtung bei diesem Apparat bildet die Glastrommel, eine 3—4 cm weite und ca. 10—15 cm lange Glasröhre, am besten in Form eines abgestumpften Kegels, mit weiter Einströmungs- und engerer Ausströmungsöffnung, welche durch einen Träger vor der Ausflußöffnung des Dampfrohrs angebracht ist und nach Bedarf leicht entfernt werden kann. Sie hat die Aufgabe, den Nebeldampf, dessen Querschnitte von der Ausströmungsöffnung an rasch zunehmen, so daß die Stäubchen in kurzen Entfernungen immer weiter auseinanderrücken, auf einem engeren Raum zu sammeln. Zwar schlägt sich ein Teil des Nebels in tropfbar flüssiger Form an den Wänden des Rohres nieder, allein die ausströmende Menge nimmt statt der konischen eine mehr zylindrische Form an und besitzt deshalb eine weit geringere Neigung, sich schnell zu zerstreuen. Den aus der Trommel abfließenden Niederschlag sammelt man in dem Arzneischälchen, welches für diesen Zweck durch eine Scheidewand in 2 Abteilungen getrennt ist. Die eine dient zur Aufnahme der zu zerstäubenden Lösung, die andere zur Aufnahme des abfließenden Niederschlags. Auf diese Weise bietet der OERTEL'sche Apparat mannigfache Vorzüge gegenüber dem ursprünglichen SIEGLE'schen und seinen zahlreichen Verbesserungen, und so ist auch sein höherer Preis durchaus gerechtfertigt. Für viele Fälle ist er der idealste, preiswerteste Hausapparat.

SEIGE verwirft den Glastrichter, weil ein großer Teil der Tröpfchen auch bei günstigster Stellung des Trichters dort anprallt und sich niederschlägt. Außerdem empfiehlt er, den horizontalen Schenkel der BERGSON-schen Röhrchen um 15 ⁰ nach oben biegen zu lassen und die Mündung in Mundhöhe des Kranken zu stellen, der sich dem Apparat möglichst nähern muß. In diesem Falle wird selbst bei Anwendung eines Trichters der Inhalationskegel fast ganz von diesem aufgefangen und gelangt fast horizontal und nur etwas abfallend in die Mundhöhle, so daß er sich ihrer Gestalt denkbar günstig anpaßt. Im anderen Falle geht gerade die Mitte und der untere Teil des Inhalationsstromes, welche die größte Zahl von Tröpfchen enthalten, verloren.

Der *JAHR'sche Apparat*[24]* ist zwar bedeutend kompli-
zierter als die bisher geschilderten Dampfapparate, hat aber den
großen Vorzug, die Inhalationsflüssigkeit vor der Zerstäubung
auf eine Temperatur erwärmen zu können, welche höher als die
Blutwärme ist, und besitzt auch die Fähigkeit, dem Nebel nach
der Zerstäubung die mitgeteilte Temperatur zu erhalten. Infolgedessen kann die vollständig mit Dampf gesättigte Luft von über
Körperwärme einen Teil ihres Dampfgehaltes in den Atmungsorganen niederschlagen. Aus diesem Grunde eignet sich der Apparat bei Anwendung von Temperaturen über 40 ° C auch ganz
besonders zur Inhalation ätherischer Öle, gelöster Balsame, von
Harzen und sonstigen flüchtigen Mitteln, deren Vergasung durch
ein noch so kurzes Verweilen in sehr warmer Luft außerordentlich
begünstigt wird. Seine Konstruktion ist folgende: In dem zylindrischen Kessel a ist ein etwas kleinerer, ebenfalls zylindrischer
Kessel b derart eingesetzt, daß die Wandungen des letzteren von
denen des ersteren überall einige Zentimeter abstehen. Der dadurch
gewonnene Zwischenraum wird mit warmem Wasser gefüllt, dessen
Temperatur durch die unter dem Kessel befindliche Heizvorrichtung reguliert wird. Zwischen den Wandungen der beiden Kessel
a und b ist ein mehrfach gewundenes Rohr c eingelegt, dessen eines
Ende durch die Wandung des Kessels a bei c^2 hervorragt und
mit der Außenluft kommuniziert, während dessen anderes Ende c^1
durch den Kessel b in das Innere des Apparates tritt. Durch
dieses Rohr muß die beim Inhalieren in den Apparat eintretende
Luft streichen, wodurch dieselbe vorgewärmt in einer durch das
Thermometer d kontrollierbaren Wärme erhalten wird. Im Innern
des Kessels b befinden sich die BERGSON'schen Röhrchen; das
Saugrohr g taucht in ein auf dem Boden des Kessels b stehendes
Glasgefäß f, welches die medikamentöse Flüssigkeit enthält. Die
treibende Kraft für die Aspiration des Medikamentes ist Dampf,
welcher im Kessel D erzeugt wird. Es kann aber auch komprimierte
Luft zu diesem Zweck gebraucht werden, also z. B. ein Gummigebläse. Um nun bei Anwendung komprimierter Luft auch diese
vorzuwärmen, ehe sie in den Kessel b gelangt, wird sie durch die
Röhre h geleitet, welche ebenfalls im erwärmten Wasser zwischen a
und b verläuft. Aber auch die Abkühlung, welche der Spray auf
dem Wege vom Kessel b bis zum Mund des Inhalierenden erleiden
könnte, wird dadurch vermieden, daß das Ausführungsrohr i, an

welchem das Inhalationsmundstück durch ein ganz kurzes Gummirohr befestigt wird, mit dem äußeren Kessel a in Verbindung steht, so daß auch dieses von warmem Wasser umgeben ist. Sollen dampfförmige Inhalationen vorgenommen werden, so wird an den Deckel des Apparates der Ventilator K angebracht. Derselbe wird durch den Spray in rotierende Bewegung versetzt und durch die Luft im Innern des Kessels b in steter Bewegung gehalten und mit Dampf vollständig gesättigt. Sollen mittelst des Apparates flüssige Zerstäubungen vorgenommen werden, so wird die Temperatur des Mantelwassers auf 30—40 ⁰ C zu bringen sein, sollen Dämpfe inhaliert werden, auf 40—60 ⁰ C (s. Abb. 14).

Ähnlich gebaut ist der *HÖSSLE-sche Idealapparat.*[25]) Nur vermeidet er nach Möglichkeit alle Metallteile und ersetzt sie durch Glas, um Schädigungen des Apparates durch Oxydation und Zuführung von Chlorverbindungen hintanzuhalten.

BULLING's Thermovariator * sucht ebenfalls eine genaue Regulierung der Nebeldampftemperatur zu erzielen und vermag sogar Wärmegrade bis 60 ⁰ C zu erzeugen. Sein Bau ist folgender:

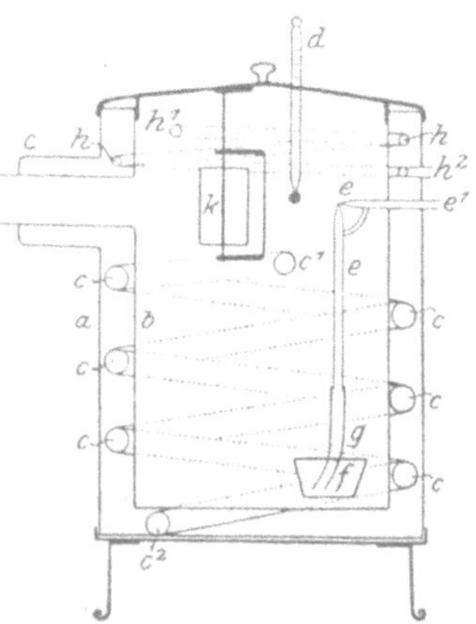

Abb. 14. Inhalationsapparat nach JAHR.

Auf der Schale n, getragen von dem Fuß l, liegt ein 30 cm langes zylindrisches Rohr C, das vorn durch einen Gummiteil von dem eigentlichen Inhalationsansatzstück a getrennt ist. Die Mitte des Rohres trägt ein Thermometer Th. Am hinteren Ende des Zylinders befinden sich eine Reihe horizontaler Trichter T. Der letzte dieser Trichter steht mit dem Dampfkessel DK und durch einen seitlich angebrachten Schlitz mit dem medikamentenhaltigen Gefäß p in Verbindung. Zwischen den einzelnen Trichtern sind für den Zutritt der umgebenden Luft bestimmte ringförmige Öffnungen O. Der Kessel wird mit Spiritus geheizt. Der Zylinder ist mittelst des Zahngetriebes Z nach dem hinteren Ende zu verschieben, so daß durch Verschließen einer größeren oder geringeren

Anzahl oben erwähnter Trichter und ringförmigen Öffnungen die Temperatur des Inhalationsnebels reguliert werden kann (s. Abb. 15).

So sinnreich der Apparat ist, so haften ihm einige nicht fortzuleugnende Mängel an. Infolge des langen Weges, den der Nebeldampf zu nehmen hat, kondensiert sich ein recht beträchtlicher Prozentsatz des zu zerstäubenden Medikamentes, und so erhebt HERYNG[26] mit Recht die Frage, ob nicht die ersten 3 Trichter überflüssig sind, da erst die allmähliche Schließung der letzten Trichter die Temperatur zu erhöhen imstande ist. Die Frage ist auch, ob der Aspirationsschlitz gegenüber den sonst üblichen BERGSON-schen Röhrchen einen Vorteil bedeutet. Je mehr der Spiegel der medikamentösen Flüssigkeit sinkt, um so schwächer aspiriert die Zerstäubungsrinne. Außerdem verstopft sie sich bei Gebrauch konzentrierterer Lösungen leicht und versagt dann, auch wenn sie mit einem Blechstreifen gereinigt wird. Eine Reparatur des schadhaften Zerstäubers ist aber nicht möglich, da dieser Teil Maschinenarbeit ist.

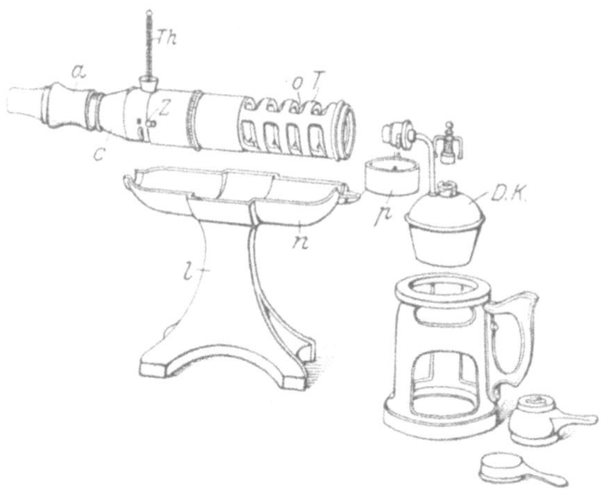

Abb. 15. BULLING's Thermovariator.

Auch bei *HERYNG's Thermoregulator*[27]* für Dampfapparate ist das Prinzip befolgt, durch genau abgemessene Zuführung von Luft die Temperatur des Nebeldampfes zu regulieren. Besonderes Gewicht legt HERYNG darauf, daß die gewünschte Temperatur an der äußeren Öffnung des gläsernen Mundrohres ohne Gebrauch eines Thermometers erhalten wird, einfach dadurch, daß ein Zeiger auf eine Scheibe eingestellt wird, auf welcher die empirisch gefundenen Temperaturgrade notiert sind. Die Konstruktion ist folgende: Ein mit Sicherheitsventil und Manometer versehener Dampfkessel, der zur Hälfte mit Wasser gefüllt wird, liefert bei Erhitzung durch eine regulierbare Spiritus- oder Gasflamme den Dampf, der zur Aspiration der medikamentösen Lö-

sung mittelst des BERGSON'schen Röhrensystems notwendig
ist. Der so erhaltene Spray tritt dann in den eigentlichen Thermoregulator, eine kleine Luftkammer, die durch die oben erwähnte
empirisch graduierte Scheibe mehr oder weniger geschlossen werden
kann (s. Abb. 16). Der Spray verläßt den Regulator durch ein
kurzes gläsernes, mit einer ovalen Öffnung und Abflußstutzen für
das Kondenswasser versehenes Ansatzrohr, das vor jeder Inhalation sterilisiert wird. Eine
Reihe von Versuchen hat
ergeben, daß der Durch-
messer der äußeren Aper-
tur dieses Ansatzrohres
ebenfalls einen bedeuten-
den Einfluß auf die Tem-
peratur des Sprays ausübt.
Je kleiner er ist, um so
höher wird die Temperatur
des Sprays. So ist es möglich, auch bei niedriger
Zimmertemperatur eine zu
starke Abkühlung des Ne-
beldampfs durch Verwen-
dung engerer Ansatzröhren
zu korrigieren. Der Ap-
parat liefert auf diese

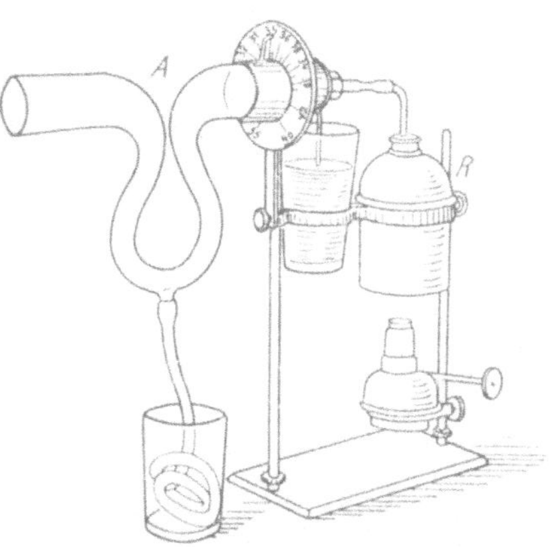

Abb. 16.   HERYNG's Thermoregulator.
(Das Lyrarohr A ist der Thermoakkumulator
und dient zur Vergasung von Arzneidämpfen.)

Weise Spraytemperaturen von 35—65 ⁰ C und vermeidet zugleich infolge des kurzen Weges, den der Nebeldampf zurückzulegen hat, die Bildung größerer Mengen von Kondenswasser.
Nebenbei sei erwähnt, daß Dampfkessel, Heizquellen, Medika-
mentengefäß und Thermoregulator an einem Stativ derartig montiert sind, daß sie in jeder beliebigen Höhe fixiert und außerdem
auf einer Gleitschiene nach vorn oder hinten geschoben werden
können. Ein kleinerer Apparat für den Hausgebrauch besitzt
einen kleinen Dampfkessel ohne Sicherheitsventil und Manometer.

Hochgespannten Dampf verwendet auch *REITZ*[28]) zur Zerstäubung von Inhalationsflüssigkeiten, und zwar nicht, nur bei
Einzelapparaten, sondern auch um ganze Räume mit Inhalationsnebel zu schwängern. Die mikroskopisch feine Verteilung der
Tröpfchen glaubt er dadurch erhöhen zu können, daß er statt der

kreisrunden Querschnitte des Dampf- und Saugröhrchens mini-
male elliptische wählt. Durch diese Verminderung des Lumens
der durchströmten Röhren wird einerseits der Druck des Wasser-
dampfes erhöht, andererseits der Widerstand der angesogenen
Flüssigkeit herabgesetzt. Bei dem Einzelapparat wird die Trennung des In- und Expirationsstromes durch sinnreiche Klappen
bewirkt. Als Mundansatz werden nämlich 2 sich kreuzende Metall-
röhren verwendet. Der Stamm des Kreuzes trägt an der der Zer-
stäubungsquelle zugewandten Seite eine Klappe, die sich bei jeder
Inspiration nach innen öffnet, die bei-
den seitlichen Schenkel tragen nach
außen sich öffnende Klappen.

WASSMUTH[29]) fand nun, daß überhitzter Dampf eine reichlichere und
feinere Zerstäubung herbeiführt, als
nicht überhitzter. Während dieser
nach seinen Untersuchungen innerhalb einer halben Minute auf 1 qcm
ca. 2300 Tröpfchen von meist ca.
0,044 mm Durchmesser erzeugte,
lieferte jener ca. 12970 Tröpfchen
von durchschnittlich ca. 0,001 mm
Durchmesser bis zur Größe des bei
450facher Vergrößerung Sichtbaren.
Unter Benutzung der REIF'schen
Ampel konstruierte er einen
transportablen „Idealapparat". Der
Apparat hat folgenden Bau: Ein
Trichtergefäß G enthält destilliertes oder abgekochtes Wasser, welches durch einen Schlauch und Hahn

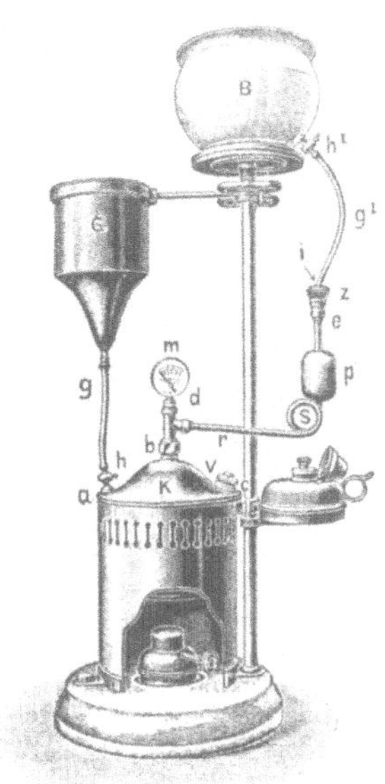

Abb. 17. WASSMUTH's
Idealapparat.

in den Kessel K gefüllt wird. Hier wird es durch einen Spiritus-
oder Gasbrenner, evtl. auch durch einen elektrischen Heizkörper
zum Sieden gebracht. Nach etwa 8—10 Minuten tritt durch eine
Rohrschlange Dampf aus dem Zerstäuber Z. Sobald dies der
Fall ist, zündet man die zweite Heizvorrichtung unter der Rohrschlange an, um den Dampf zu trocknen, bezw. zu überhitzen.
Wenn der Dampf hierdurch fast unsichtbar geworden, führe
man den Gummischlauch g¹ in die für ihn bestimmte Öffnung i

des Zerstäubers Z und lasse dann bei langsamer Umdrehung des Hahnes h¹ medikamentöse Flüssigkeit aus dem Behälter B in den Zerstäuber Z einfließen und durch den überhitzten Dampf zerstäuben (s. Abb. 17).

Der Apparat ist für Rauminhalationen bestimmt und erfüllt kleinere Inhalationsräume von ca. 50 cbm schon bei einer Atm. Druck im Dampfkessel nach kurzer Zeit mit feinsten mechanisch zerstäubten Tröpfchen der medikamentösen Flüssigkeit. Schutzmäntel gegen Nässe sind entbehrlich. In Krankenanstalten, in denen eine Dampfanlage von 1—2 Atm. Überdruck vorhanden ist, kann diese leicht mit dem Zerstäuber in Verbindung gebracht werden. Durch Anbringung einer Speisepumpe kann man sich unabhängig machen von dem Fassungsvermögen des Kessels und so die Dauer der Zerstäubung je nach Bedarf auf mehrere Stunden und länger ausdehnen. Die Feinheit der Zerstäubung bleibt dabei dieselbe, vorausgesetzt daß der Druck im Kessel nicht unter eine Atm. hinuntergeht[30]).

Erwähnt sei an dieser Stelle auch der *schottische Inhalations-Apparat* der Inhabad G. m. b. H. Charlottenburg, bei dem die Temperatur des einen Sprays innerhalb weiter Grenzen verändert werden kann, während der andere die normale Wassertemperatur besitzt. Durch ein Umschaltventil, das der Patient selbst leicht bedienen kann, wird einmal der erwärmte, das andere Mal der kalte Spray durch das Ansatzstück geschickt.

3. Apparate zur Inhalation von Dünsten und Gasen.

Wie aus der Physik bekannt ist, gibt es Körper, die schon bei relativ niedriger Temperatur verdunsten. Soweit diese als Medikamente in der Inhalationstherapie in Betracht kommen, bedürfen sie daher keiner besonderen Apparate. Man hat vielmehr nur dafür Sorge zu tragen, daß ihre Oberfläche mit möglichst viel Luft in Berührung kommt. Es genügt also vollkommen, wenn man große Bogen Fließpapier mit diesen leichtflüchtigen Medikamenten tränkt und im Krankenzimmer an einer durch das Zimmer gezogenen Schnur befestigt. Der Luftzug bewirkt eine beträchtliche Verdampfung, und die Patienten, die den ganzen Tag in solcher Atmosphäre leben, haben reichlichst Gelegenheit zur medikamentösen Inhalation. Ebenso einfach und wirksam ist das Verfahren, ein großes mit dem flüchtigen Medikament getränktes Laken zeltartig über dem Bett des Patienten anzubringen. Wenn man am Kopf- und Fußende des Bettes große Öffnungen läßt, durch welche die Luft hindurchstreichen kann, so ist die den Patienten umgebende Atmosphäre mit dem Dampf des Medikamentes stark imprägniert. Schließlich kann man auch die leichtflüchtigen Medikamente über die Zweige eines *künst-lichen Gradierhauses* tropfen lassen, wie es z. B. bei der In-halation von Lignosulfit geschieht, wodurch der Flüssigkeit ebenfalls eine möglichst große Oberfläche gegeben wird, und die bei gewöhnlicher Temperatur flüchtigen sulfinsauren Verbindungen vollkommen verdunsten. Zwei Typen von Gradierhäusern sind für diesen Zweck im praktischen Gebrauch. Beide sind von dem Erfinder des Lignosulfits, Hartmann, angegeben. Der eine ist stabil und für Inhalatorien berechnet, der zweite transportabel für den Hausgebrauch. In den Lignosulfitinhalatorien bildet eine große Tannenpyramide, die von der Decke bis zum Boden reicht, die Verdunstungsfläche für das langsam über ihre Zweige herab-tröpfelnde Lignosulfit. Da der Kubikinhalt des Raumes bekannt ist, läßt sich die Menge des Lignosulfits im Voraus berechnen, die notwendig ist, um die Luft mit einem annähernd stets gleichen Gehalt an schwefliger Säure (0,003 Vol. %) zu imprägnieren. Bei einem Raum von 100 cbm z. B. erreicht man diese Konzen-tration dadurch, daß 10 Liter Lignosulfit mit 90 Liter Wasser verdünnt wird. Der Zimmerapparat besteht aus 2 Schalen, einer großen unten und einer kleineren oben. Dieselben sind durch 3 Holzstäbe verbunden, welche in Abständen von ca. 2 cm Löcher tragen. In diese werden Tannenzweige gesteckt. Die obere Schale ist durchbohrt, so daß in dieselbe geschüttetes Lignosulfit über die Tannen in die untere Schale tropft. Diese hat einen Hahn, welcher gestattet, das in der unteren Schale sich ansammelnde Lignosulfit wieder abzulassen und neu zu verwenden.

Wie Dannegger[31]) aber nachgewiesen hat, sind die Verluste an schwef-liger Säure mit dem transportablen Hartmann'schen Apparat ganz enorme. Nicht einmal in 10 cm Entfernung vom Apparat erhielt er die geforderte Zahl von 0,003 Vol.%. Er empfiehlt daher einen von ihm selbst angegebenen sehr primitiven, aber völlig genügenden Apparat. Auf eine weithalsige Frucht- oder Pulverflasche von ca. 2 l Inhalt wird ein T-förmiger Kamin aus Pappe oder Blech gesetzt. Derselbe hat 10 cm im Lumen. Die Flasche wird mit Tannenzweigen gefüllt und das Lignosulfit hineinge-schüttet. Dann wird der Kamin aufgesetzt und nun inhaliert der Patient an dem einen Ende der Querröhre. Durch das andere Ende tritt Luft ein, die sich mit dem aus der Flasche aufsteigenden Gas vermischt und dieses verdünnt. Nicht zu unterschätzen ist, daß bei diesem Apparat schon mit 100—120 ccm Lignosulfit pro Inhalation die gewünschte Zahl von 0,003 Vol.% an schwefliger Säure erreicht wird, während bei den Hartmann-schen transportablen Apparaten sogar mit einem Liter Lignosulfit dieser Prozentgehalt nicht zu erzielen ist.

So sehr diese Methoden geeignet sind, den Patienten für längere Zeit, ja unter Umständen Tag und Nacht den Dämpfen leichtflüchtiger Flüssigkeiten auszusetzen, so haftet ihnen allen der Fehler an, daß eine große Menge des Medikamentes nutzlos verschwendet wird, und nicht in der Konzentration zur Einatmung gelangt, wie sie für den Krankheitsprozeß erwünscht ist. Diese Überlegung führte zur Konstruktion verschiedener Respiratoren, die entweder Mund und Nase gleichzeitig bedecken oder nur für Mund- bezw. Nasenatmung bestimmt sind. Als außerordentlich praktisch erweist sich der noch heute vielfach im Gebrauch befindliche

Respirator von CURSCHMANN[32]*. Derselbe besteht aus einer passend konstruierten Maske aus Blech, deren Ränder mittelst eines durch Luft aufblasbaren Kautschukringes Nase und Mund hermetisch nach außen abschließen. Die Kuppel der Maske trägt einen runden, mit Drahtgeflecht überspannten Ausschnitt von 6 cm Durchmesser, der den Boden einer etwa $1\frac{1}{2}$ cm hohen Kapsel bildet. In diese Kapsel, die gleichfalls mit einem Deckel aus Drahtgeflecht geschlossen wird, kommt ein Schwamm, Watte- oder Gazebausch, welcher nach Gutdünken mit dem zu inhalierenden Medikament befeuchtet wird. Der ihm entströmende Dampf wird mit jeder Inspiration vom Patienten, wenn er sich die Maske vor dem Gesicht befestigt hat, inhaliert. Da die Gesichtsmaske über dem Munde und der Nase festgeschnürt wird, kann der Kranke viele Stunden lang und nach einiger Gewöhnung selbst den größten Teil des Tages und der Nacht die medikamentösen Dämpfe einatmen. LAZARUS hat die CURSCHMANN'sche Maske dadurch verbessert, daß er der Exspirationsluft einen Ausweg verschaffte. Bisher konnte dieselbe nur durch die Vorkammer entweichen, was namentlich bei häufigem Husten und Räuspern zu vielen Unzuträglichkeiten führen mußte. LAZARUS ließ nun in die Maske ein Loch von ca. $\frac{1}{2}$—$\frac{3}{4}$ cm Durchmesser bohren und in dieses ein kurzes Gummirohr einfügen, in welchem ein nur nach außen sich öffnendes Ventil angebracht war.

KLEIN[33]) legte Wert darauf, daß der *Respirator* jeder Gesichtsform angepaßt werden kann und durch Auskochen oder Waschen mit heißem Wasser und Seife stets rasch und gründlich zu reinigen und zu desinfizieren ist. Aus diesem Grunde wählte er als Material Aluminiumdraht und hielt sich an die Form der

Esmarch'schen Narkosemaske. Er ist nach Art einer Brille oder durch ein nur leichtgespanntes Gummiband sicher und bequem zu tragen, so daß er niemals drücken und belästigen kann.

Dieselben Vorzüge hat die *Inhalationsmaske von A. Hart-mann*[34]*. Sie besteht aus einem dünnmaschigen Drahtnetz in einem Drahtrahmen, welcher sich der Gesichtsform anschließt. Das Netz ist zur Aufnahme der vorspringenden Nase ausgepreßt. An beiden Seiten sind kleine Ösen angebracht, in welche Gummibänder eingezogen werden zur Befestigung der Maske am Kopf. Die Maske eignet sich namentlich zur Inhalation flüchtiger Öle (Ol. menth. pip., Ol. terebinth., Ol. pin. pumil., Bromoform.), von denen einige Tropfen entweder pur oder, wenn eine längerdauernde Einwirkung stattfinden soll, zu gleichen Teilen mit Ung. paraff. gemischt auf die Maske aufgepinselt werden.

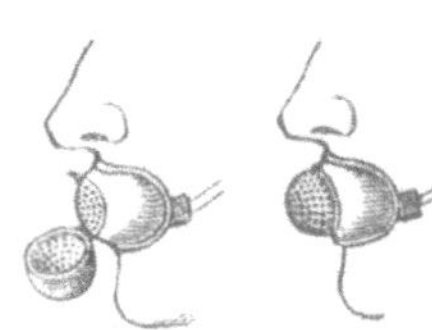

Abb. 18. Respirator nach Hausmann.

Um die Nase von der Einatmung der medikamentösen Dämpfe evtl. auszuschalten, hat *Hausmann*[35]) einen *Respirator** angegeben, der die Form eines Kegels besitzt, ca. $4\frac{1}{2}$—$5\frac{1}{2}$ cm hoch ist, und dessen Basis einen Querdurchmesser von 7 cm und einen Längsdurchmesser von $5\frac{1}{2}$ cm hat. Die Vorlage, die nach außen und innen durch Metallsiebe abgeschlossen ist, und in welche die mit dem Medikament getränkte Watte hineinkommt, beträgt im Querdurchmesser $5\frac{1}{2}$ cm, im Längsdurchmesser $3\frac{1}{2}$ cm. Sie besitzt eine Tiefe von nur 5—6 mm. Infolge dieser geringen Fläche und Tiefe der Vorlage wird allerdings die Luft weit weniger mit medikamentösen Dämpfen imprägniert, als es beim Curschmann-schen Apparat der Fall ist. Mit Rücksicht hierauf, und auf den nicht luftdichten Abschluß des Hausmann'schen Respirators am Gesicht empfiehlt es sich, eine höherprozentige Lösung zum Einatmen zu benutzen. In der beim Anlegen des Apparates nach aufwärts gerichteten Wand ist ein Ausschnitt zur Aufnahme der Nase angebracht. Dieser Ausschnitt ermöglicht es, daß die Nase an der Inhalation teilnimmt, kann aber auch durch einen Metallschieber verschlossen werden, wenn das Einströmen der Dämpfe durch die Nase vermieden werden soll. Seitlich rechts und links befinden sich 2 Ventile, um die Exspirationsluft rascher aus dem Apparat zu entfernen (s. Abb. 18).

Im Gegensatz hierzu konstruierte FELDBAUSCH[36]) *Nasen-respiratoren**, weil er der Ansicht war, daß die Nasenatmung die natürliche ist, und weil sie unauffällig getragen werden können. Er gibt zu, daß bei den Masken der medikamentöse Gehalt der Luft ein größerer ist, glaubt aber, daß trotz der kleineren Verdunstungsfläche seiner Inhalierröhrchen eine relativ größere Verdunstung stattfindet, weil der Luftstrom hier eine größere Geschwindigkeit und einen kleineren Durchmesser hat. Der Apparat besteht aus zwei durch einen schmalen Bügel miteinander verbundenen Röhrchen oder Kapseln, die in die Nasenlöcher fest eingefügt werden. In diesen Röhrchen sind Stückchen Fließpapier oder Flanell, welche mittelst eines Tropfenzählers mit der zu verdampfenden Flüssigkeit getränkt werden. Hierbei ist zu beachten, daß die Röhrchen nicht außen damit befeuchtet werden und auch das Fließpapier nie so reichlich getränkt wird, daß Flüssigkeit abträufelt, weil sonst leicht Verätzungen des Naseneinganges stattfinden können. Diese kleinen Apparate erschweren aber die Nasenatmung bisweilen in so hohem Grade, daß die Patienten gezwungen sind, durch den Mund zu atmen und infolgedessen der beabsichtigten Wirkung verlustig gehen.

Abgesehen von diesen Respiratoren, welche es gestatten, die Inhalation medikamentöser Dämpfe viele Stunden ohne wesentliche Mühe oder Belästigung des Patienten durchzuführen, sind eine ganze Anzahl von A p p a r a t e n angegeben worden, die f ü r k ü r z e r e I n h a l a t i o n s d a u e r berechnet sind. Der einfachste und billigste unter ihnen ist die

*WULFF'sche Flasche**. Jede größere Flasche mit weitem Halse ist dazu brauchbar. Der sie verschließende Pfropfen muß doppelt durchbohrt sein. Durch die eine Bohrung wird eine fast bis zum Boden der Flasche reichende lange Glasröhre, durch die andere eine im stumpfen Winkel abgebogene soweit eingeführt, daß sie etwas unterhalb des Pfropfens endet. In die Flasche wird das Medikament pur oder mit Wasser gemischt eingegossen und nun durch die abgebogene Röhre inhaliert. Da durch die lange bis in das Medikament hinein ragende Röhre Luft eindringt, welche durch das Medikament hindurchstreichen muß, so entweicht sie mit dem Medikament beladen durch die abgebogene Röhre. Wichtig ist, die Patienten davor zu warnen, daß sie anstatt zu inhalieren, Saugbewegungen machen, ebenso, daß sie in die Flasche exspirieren. Auf gleichem Prinzip begründet ist

*Siemons' Inhalations-Fläschchen**, das wegen seiner Handlichkeit sehr empfohlen werden kann. Den unteren durch Abschnürung gekennzeichneten Raum des Fläschchens füllt man zur Hälfte mit einem minderwertigen Öl (Ol. Tereb. oder Eucalyptusöl), dem man eine Anzahl Tropfen des Hauptmedikamentes (in ätherischen Ölen lösliche oder mit denselben mischbare flüchtige Substanzen, wie Karbolsäure, Kreosot, Jodoform, Menthol und andere) zufügt. Anstatt reinen Terpentinöls kann, wenn es reizend wirken sollte, halb Wasser, halb Terpentinöl genommen werden.

Recht einfach und in vielen Fällen gut anwendbar ist der Gebrauch einer *Inhalationspfeife*. Dieselbe besteht aus einem Glasrohr, das die Form einer Tabakspfeife hat, und in deren Ausbuchtung mit dem betreffenden Medikament getränkte Wattebäuschchen eingelegt werden. Solche Inhalationspfeifen haben aber auch ebensogut wie die Wulff'sche und Siemons'sche Inhalationsflasche den Nachteil, daß bei Gebrauch stärker reizender Mittel (z. B. Lignosulfit) diese zu unvermittelt die Schleimhäute treffen und daher einen zu starken Reiz auf sie ausüben. Diesem Übelstand sucht die

Kindler'sche *regulierbare Inhalationspfeife „Adda“*[37]* zu begegnen. Der Apparat, der ganz aus Glas gefertigt ist, besteht aus 3 Teilen: dem Medikamentenbehälter, welcher eine Eingußöffnung besitzt, dem Rohrstück und der Nasen- bezw. Mundolive. Auf der oberen Seite des Rohrstückes sind in einer Reihe 5 rundliche Öffnungen angebracht, deren Größe und Abstand voneinander so bemessen sind, daß sie entweder gleichzeitig alle oder nur beliebig viele von ihnen durch die Finger des Inhalierenden selbst verschlossen werden können. Je mehr Öffnungen frei bleiben und je weiter diese vom Behälter entfernt sind, um so schwächer ist die Inhalation und umgekehrt.

Ähnlich diesen Pfeifen ist der von Donath[38]) angegebene Tascheninhalator *„Pulmogen“**, bei dem leichtflüchtige Arzneistoffe mit einem sich in statu nascendi bildenden Vehikel, nämlich Chlorammoniumdämpfen, in beliebigen und genau kontrollierbaren Mengen in feinste, fast gasförmige Moleküle zerstäubt werden. Eine in 2 ungleich lange Teile geteilte Glasröhre von

15 cm Länge stellt den sehr einfachen Apparat dar. Beide Teile sind durch einen schmalen Hals H miteinander verbunden. An das offene Ende des längeren Teiles I wird ein Saugrohr (Mundstück) angesetzt, die Öffnung des kürzeren Teiles II ist mit einem Kautschukstöpsel verschließbar. Teil I enthält ein Stück Kaliko, Teil II etwas gefaltete Gaze. Die Medikamente sind mit einer ammoniakalischen Flüssigkeit (verdünntem Lig. ammon. caust.) gemischt und diese Mischung ist das sogenannte „Pulmogenfluid Nr. 1", während das Fluid Nr. 2 aus Acid. hydrochl. conc. pur. besteht. Mit Fluid Nr. 1 befeuchtet man den im Teile I befindlichen Kaliko, mit Fluid Nr. 2 die Gaze im Teile II.

Während die bisher aufgeführten Vorrichtungen zur Inhalation leicht flüchtiger Medikamente keinerlei Rücksicht auf ihre Erwärmung nahmen, tun es die nunmehr zu schildernden auf die verschiedenste Weise aus dem Gesichtspunkte heraus, daß die Verdunstung auch der schon bei gewöhnlicher Temperatur flüchtigen Medikamente durch Erwärmung wesentlich gefördert und die Einatmung der Dünste für den Patienten viel angenehmer gestaltet wird. Am einfachsten löst dieses Problem der Erwärmung der

*OLBERG'sche Inhalator**. Ein mit einem seitlichen Stutzen versehenes Glasrohr ist durch Einsetzen dreier durchbohrter Stopfen in zwei zylindrische Hohlräume geteilt. Der zur Aufnahme der Inhalationsflüssigkeit dienende Raum ist mit Glasperlen ausgefüllt, die mit einigen Tropfen des betreffenden Medikamentes benetzt werden. Es wird somit eine sehr große Oberfläche dem Luftstrom ausgesetzt. Der 2. Hohlraum ist mit Nickeldrahtsieben, die untereinander verbunden sind, gefüllt und dient, indem der Apparat von der warmen Hand umfaßt wird, als Vorwärmer der zu inhalierenden medikamentösen Luft. Der obere Stopfen trägt das Mundstück oder in doppelter Durchbohrung zwei Nasenansätze, während der untere Stopfen mit einem beim Saugen sich öffnenden Kugelventil ausgestattet ist. An dem Seitenstutzen des Apparates ist eine als Druckventil wirkende, geschlitzte Gummihaube angebracht. Beim Gebrauch wird zuerst einigemale durch das Mundstück ausgeatmet und dadurch, daß die warme Luft durch die Siebkörper streicht, ebenfalls zur Erwärmung derselben beigetragen. Die Exspirationsluft tritt seitlich durch das Ventil aus. Bei dem nun folgenden Einatmen schließt sich dieses Ventil, während das untere sich öffnet, so daß die Luft zuerst in den Raum, der die Glasperlen enthält, eintritt, dort sich mit dem Inhalationsmittel sättigt, dann durch den Vorwärmer streicht und hierauf als warme medikamentöse Luft durch das Mundstück bezw. den Nasenansatz eingeatmet wird. Das kleine, praktische Instrument hat zudem, wie Meissen und Schröder[39]) hervorheben, den Vorteil, daß seine Ventile eine mäßige Lungengymnastik begünstigen.

Göbel's „*Thermo*" sucht die Erwärmung der Medikamentenluft dadurch zu erreichen, daß eine Wulff'sche Flasche in einem heizbaren Wasserbad steht. Sie trägt in der Mitte das Thermometer, rechts den Atmungsschlauch, links den Lufttubus. Auf letzterem sitzt ein Kugeltrichter, welcher mit Watte gefüllt ist, so daß die angesaugte Luft ein gutes Filter passiert. Zwischen dem rechten Tubus und dem Atmungsschlauch ist ein gleicher Kugeltrichter eingeschaltet, in welchem sich eine leichte Gummikugel befindet, die als Ventil dient, also ein Ausatmen in die Wulff'sche Flasche seitens ungeübter Personen verhindert. Für jede inhalierende Person soll in Inhalatorien ein neues Kugelventil und ein eigener Atmungsschlauch genommen werden.

Der *Kautz'sche Inhalationsapparat* bewerkstelligt die Erwärmung der mit flüchtigen Medikamenten beladenen Luft durch eine elektrische Glühbirne. Eine Hülse aus Aluminium enthält in ihrem Innern ein Drahtnetzgehäuse, in welchem sich Wattebäuschchen mit flüchtigem Medikament befinden. Im unteren Teil der Hülse ist eine Glühlampe angebracht, welche die betreffenden Medikamente zur Verdunstung bringt. Für Ohrenleiden kann ein Luftgebläse angebracht werden, durch welches die Dämpfe vermittelst eines eigenen Ansatzes in das Ohr geleitet werden können. Am Handgriff befindet sich die Leitungsschnur, welche an ihrem Ende einen Steckkontakt trägt, der die Verbindung mit der elektrischen Leitung herstellt. Am oberen Ende der Aluminiumhülse wird bei Mundatmung ein aus Gummi hergestelltes Mundstück, bei Nasenatmung ein Nasenansatz aufgesetzt.

Die nunmehr zu beschreibenden Apparate lassen es sich besonders angelegen sein, eine starke Erwärmung der zu verdampfenden Arzneimittel herbeizuführen, weil hierdurch allein eine ausgiebige Arzneiverdampfung gewährleistet wird, und die Auswahl unter den Medikamenten nicht allein auf die schon bei niedrigeren Temperaturen verdunstenden beschränkt zu bleiben braucht. Außerdem ist bei ihnen dafür Sorge getragen, daß die Inhalationsluft nicht allein erwärmt, sondern auch stark mit Feuchtigkeit beladen wird, was einen Vorzug bedeutet, weil trockene warme Luft die Schleimhäute der Atmungsorgane in hohem Grade reizt, während warme feuchte Luft reizmildernd wirkt. Eine höchst einfache Vorrichtung, Arzneidämpfe unter Benutzung dieser Hilfsmittel zu erzeugen ist der schon von

HIPPOKRATES angegebene *Dampftopf**. Derselbe bestand ursprünglich aus einem Topf mit durchbohrtem Deckel, von welchem ein Schilfrohr ausging. Die Dämpfe wurden bei demselben mit offenem Munde eingeatmet, während nasse Schwämme die Umgebung des Mundes vor der Hitze schützten. Diese einfache Vorrichtung des HIPPOKRATES empfiehlt sich in ihrem Prinzip auch heute noch. Über einen gewöhnlichen irdenen, ziemlich weiten Topf wird ein größerer, gut passender Trichter aus Glas, Porzellan oder Pappe so gestülpt, daß das Rohr nach aufwärts gerichtet ist und als Ausströmungsrohr dient. Wird nun das zu verdampfende Medikament entweder pur oder mit Wasser gemengt in den Topf getan und durch eine darunter gestellte Flamme genügend erwärmt, so strömen die sich bildenden Dämpfe direkt aus dem Trichterrohr hervor und der Kranke kann sie bei nicht zu hoher Temperatur unvermittelt in der Weise einatmen, daß er das Rohr des Trichters in den Mund nimmt und die Lippen um dasselbe luftdicht anlegt, oder er läßt die Dämpfe frei aus dem Rohre ausströmen, bringt nur den geöffneten Mund in größere oder geringere Entfernung von der Mündung desselben und atmet in tiefen Inspirationen dieselben zugleich mit der atmosphärischen Luft vermengt ein. Im wesentlichen nach demselben Prinzip gebaut ist der

*Bronchitiskessel**. Der aus Kupfer hergestellte Kessel ist mit Handhaben versehen und kommt in der Nähe des Patienten zur Aufstellung. Er wird durch die Einfüllungsschraube bis zur halben Höhe mit destilliertem Wasser gefüllt. Ein Wasserstandsrohr gibt Aufschluß über die Menge der im Kessel befindlichen Flüssigkeit. Die Dämpfe der letzteren werden durch das konisch zulaufende, mit feiner Öffnung endende Verdampfungsrohr nach außen, d. h. gegen das Gesicht des Patienten geleitet. An dieses

Rohr kann ein sog. Verdampfungsansatz angeschlossen werden, welcher zur Aufnahme der mit dem betreffenden Medikament beschickten Watte dient. Für gewöhnlich aber wird dem Wasser im Kessel selbst eine größere oder geringere Quantität des zu verdampfenden Medikamentes zugesetzt. Eine regulierbare Spirituslampe erlaubt die stärkere oder schwächere Erwärmung der Flüssigkeit.

An dieser Stelle sei auch eines *behelfsmäßigen Inhaliergerätes fürs Feld** Erwähnung getan, das Oberstabsarzt KURTZAHN[40]) angegeben hat. Der Boden einer Flasche wird durch Reiben mit Bindfaden erhitzt und durch plötzliches Abkühlen in kaltem Wasser sauber in einer Ebene zum Abplatzen gebracht. Der obere Teil liefert ein ausgezeichnetes Inhaliermundstück, das überaus leicht zu beschaffen und gut zu desinfizieren ist. Nunmehr wird Wasser im Kochgeschirr auf einem Ofen zum Kochen gebracht. Auf das Gefäß wird ein Stück Pappe oder ein dünnes Brettchen mit zentraler Öffnung gedeckt und über diese Öffnung das Inhaliermundstück gestellt. Den Raum zwischen Brett und Ansatz dichtet man durch ein Stück durchlochten Zellstoffs ab. Dem Wasser kann man die verschiedensten flüchtigen Medikamente zusetzen. Werden die Dämpfe zu heiß, so spannt man über die Öffnung des Brettes ein oder zwei Lagen Gaze.

Zu stundenlanger Erzeugung medikamentöser Dämpfe in Patientenzimmern hat B. FRÄNKEL[41]), der besonders bei tuberkulösen Erkrankungen der Atmungswege großes Gewicht auf langdauernde Inhalationen legt, einen sehr einfachen und preiswerten Apparat angegeben. Sein „*Halator*"* besteht aus einem Blechzylinder, welcher einen Wasserkessel aus emailliertem Eisen trägt. Unter dem Kessel, der mit Wasser und einem Eßlöffel des zu verdampfenden Medikamentes gefüllt wird, setzt man eine Nachtkerze von 8 Stunden Brenndauer, welche das Wasser auf ca. 60—70 ° C erwärmt. Bei dieser Temperatur verflüchtigen sich z. B. Menthol, Eukalyptol, Ol. pin. pumil., Thymol, Perubalsam, Karbolsäure und deren Derivate.

Alle jene Apparate, bei denen das flüchtige Medikament direkt mit warmem Wasser gemengt erhitzt wird, haben den Nachteil, daß die von ihnen erzeugten Dämpfe im Beginn hohe medikamentöse Konzentration besitzen, infolge der raschen Verdunstung des Medikamentes aber sehr bald an Konzentration einbüßen.

Gewöhnlich haben außerdem die Dämpfe, die mit Hilfe dieser Apparate entwickelt werden, nicht genügend Triebkraft, um in kräftigem Strahl den Ort ihrer Entstehung zu verlassen. Sie müssen daher von den Patienten sehr kräftig aspiriert werden, um die tieferen Luftwege zu erreichen. Um diesen Mängeln abzuhelfen, sind Apparate konstruiert worden, bei denen der Wasser- und Arzneibehälter gesondert ist, und bei welchem der Wasserdampf durch den Arzneibehälter geleitet wird, wo er sich mit dem Arzneidampf mischt und ihn mit sich fortreißt. Auf diesem Prinzip beruht *SCHREIBER's Arzneiverdampfungsapparat*[42])*. Er besteht aus einem Wasserdampfkessel a von etwa 200 ccm Inhalt, in welchen ein zweiter b von ca. 80 ccm Inhalt, mit dem ersteren durch ein weiteres Rohr in freier Kommunikation, eingefügt ist. Aus letzterem mündet ein Glasrohr e von relativ weitem Lumen aus. In den Wasserkessel a wird nach Lüftung des Korkverschlusses bei f Wasser bis zur Hälfte oder $^2/_3$ eingefüllt, während in den Arzneibehälter b 2 Teelöffel bis 1 Eßlöffel des flüchtigen Medikamentes hineinkommen. Auf diese Weise wird das Medikament auf dem Wasserbade erwärmt und verflüchtigt, und seine Dämpfe mischen sich erst nachträglich mit dem Wasserdampf (s. Abb. 19).

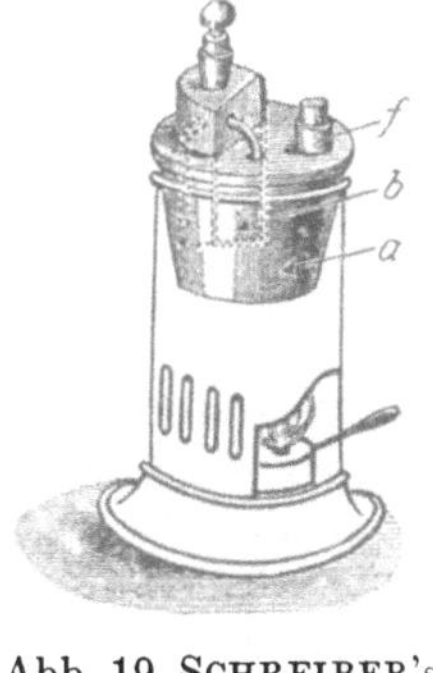

Abb. 19. SCHREIBER's ArzneiverdampfApparat.

Freilich ist zu berücksichtigen, daß auch bei diesem Apparat der Arzneibehälter sich allmählich mit Kondenswasser füllt und auf diese Weise die Arzneiverdampfung wenig günstig beeinflußt. Zweckmäßiger in dieser Hinsicht ist zweifellos der schon oben bei den Dampfapparaten zur Zerstäubung flüssiger Medikamente erwähnte *JAHR'sche Apparat*[24]). Hier wird die Verdampfung dadurch gewährleistet, daß der Arzneibehälter in einem auf 40—60 ° C erwärmten Raume (Kessel b) steht, daß der an der vertikalen Bergsonröhre vorbeistreichende Wasserdampf die an und für sich durch die Erwärmung sich bildenden Dämpfe in feinster Verteilung mit sich fortreißt, daß schließlich die mit Wasserdampf gemischten Arzneidämpfe, ehe sie zur Einatmung gelangen, den warmen Kesselraum b passieren müssen (s. Abb. 14).

Auf eine ganz neuartige Weise geschieht die Erwärmung des mit Wasserdampf gemischten Arzneidampfes durch HERYNG's *Thermoakkumulator*[43]*. An den schon oben geschilderten Thermoregulator wird statt des kurzen gläsernen Ansatzrohres ein lyraförmiges Rohr befestigt. Das Lyrarohr besteht aus 3 Teilen: 2 horizontalen ungleich weiten Schenkeln und dem sie verbindenden, gebogenen, etwa 1 cm weiten Teil, der unten mit einem kurzen Abflußrohr für das Kondenswasser versehen ist (s. Abb. 16).

Das Gemisch von Wasserdampf und Arzneidampf ist also gezwungen, ein in seinen einzelnen Teilen verschieden weites, ziemlich langes, gebogenes Rohr zu passieren, erleidet infolgedessen auf seinem Wege eine Reibung, die ihrerseits zur Temperaturerhöhung des Gemisches beiträgt. Der Hauptgrund aber, weswegen die Temperatur im Lyrarohr sich erhöht, ist nach PIENIAZEK der, daß sich hier das Dampfgemisch zu einer Flüssigkeit verdichtet und dabei Wärme entsteht, die sich dem aus der Lyra austretenden Strom mitteilt. Mag welcher physikalische Grund immer die Erwärmung des Dampfgemisches im Lyrarohr erklären, Tatsache ist, daß bei Einstellung der Thermoregulatorscheibe auf 35 ⁰ C die Temperatur des Inhalationsstromes an der äußeren Apertur des Lyrarohres nach etwa einer Minute um 20—25 ⁰ C, also auf 55—60 ⁰ C steigt. Als Beweis, daß eine Reihe von Medikamenten mit hohem Siedepunkt (95—230 ⁰ C) schon bei dieser Temperatur vergast, dient, daß die Stoffe, sogar zur Hälfte mit Wasser gemischt und angezündet, nach dem Passieren des Thermoakkumulators mit heller Flamme brennen.

Bei aller Anerkennung des JAHR'schen wie des HERYNG'schen Systems der Arzneiverdampfung läßt sich nicht verschweigen, daß ihre Apparate recht kompliziert gebaut sind, daß infolgedessen ihre Handhabung nicht ganz einfach und ihr Preis ein hoher ist, namentlich da auch recht häufig Reparaturen notwendig werden. Ein weiterer Übelstand ist, daß die Arznei, falls sie von fester oder zähflüssiger Beschaffenheit ist, vor ihrer Anwendung durch Lösung dünnflüssig gemacht werden muß, ein Umstand, der für die Erzielung einer möglichst hohen Verdampfungsintensität nicht sehr förderlich ist. Allen diesen Mängeln begegnet

SAENGER's Arzneiverdampfungsapparat[44]*. Er besteht aus einem Dampfkessel A, einem eingebauten, aber mit diesem nicht kommunizierenden gläsernen Arzneibehälter B, zwei einerseits aus dem Dampfkessel und andererseits aus dem Arzneibehälter entspringenden, engen, spitz zulaufenden Röhren C und D und schließlich aus einer aus dem hinteren Ende des Arzneibehälters

entspringenden kurzen, weiten, unmittelbar über dem Dampfkessel mit einer trichterförmigen Öffnung mündenden Röhre E,
C und D sind so zueinander angeordnet, daß der aus A entweichende
Wasserdampf, indem er an der Mündung von D vorbeistreicht,
im Behälter B eine Luftdruckverminderung erzeugt und die daselbst durch die Erwärmung besonders reichlich sich bildenden
Arzneidämpfe ansaugt, mit sich fortreißt und an die Zimmerluft
bezw. unmittelbar an die Einatmungsluft abgibt. Diese Anord-
nung hat weiterhin zur Folge, daß beständig ein Strom frischer
Luft durch den Arzneibehälter hindurchstreicht und mit dem
daselbst befindlichen
Mittel in innige Be-
rührung kommt. Alle
diese Momente tra-
gen dazu bei, die
Arzneiverdampfung
äußerst intensiv zu

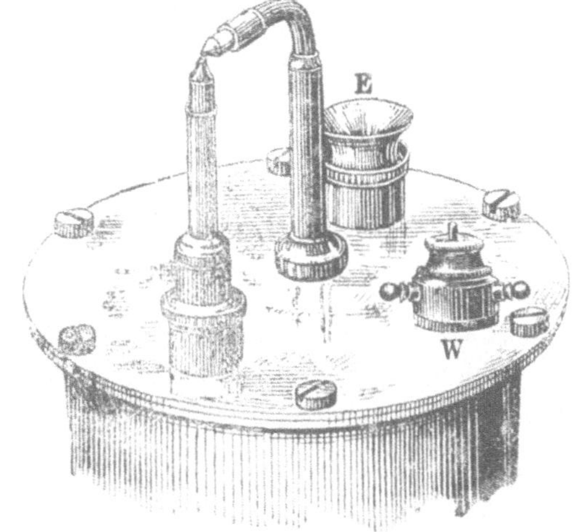
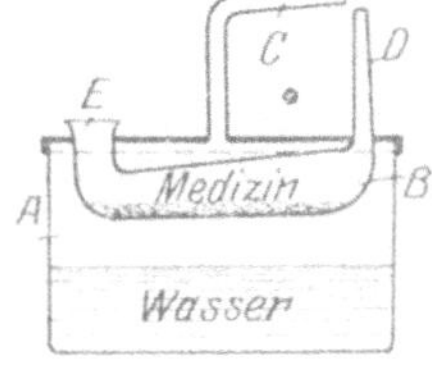

Abb. 20. SAENGER'S Arzneiverdampfungsapparat.

gestalten, so daß selbst schwer verdampfbare Substanzen (z. B.
Perubalsam) sehr bequem zu Inhalationszwecken verwendet
werden können. Die Handhabung ist äußerst bequem. Sie
besteht in der Hauptsache darin, daß das zu verdampfende
Wasser in den Dampfkessel durch die Öffnung W, das zu verdampfende Arzneimittel unverdünnt durch die Öffnung E in den
Arzneibehälter hineingeschüttet und eine unter dem Apparat befindliche Spirituslampe angezündet wird (s. Abb. 20). Gereinigt
wird der Apparat so, daß in den Arzneibehälter von Zeit zu Zeit
einige ccm Alkohol, Äther oder Wasser je nach den Lösungsver-
hältnissen des gebrauchten Medikamentes hineingegossen werden
und einige Stunden darin verbleiben. Während dieser Zeit darf

natürlich der Apparat nicht benutzt werden. Ehe er benutzt wird, muß das Lösungsmittel sorgfältig entfernt werden. Zweckmäßig ist es ferner, den Apparat jedesmal nach dem Gebrauch, sobald er sich etwas abgekühlt hat, umzukehren und die noch flüssigen Arzneireste heraustropfen zu lassen. Die Wärmeregulierung erfolgt einfach dadurch, daß der Patient sich mehr oder weniger vom Apparat entfernt. Die Konzentration des Arzneidampfes wird dadurch geregelt, daß mehr oder weniger von der Arznei in den Arzneibehälter geschüttet wird. So ist bei diesem Apparat alles durchgeführt, was eine ausgiebige und rationelle Arzneiverdampfung unterstützt, zugleich aber auch alles vermieden, was seinen Bau komplizieren könnte. Daher ist auch sein Preis ein verhältnismäßig geringer.

Wenden wir uns den Vorrichtungen zu, welche zur Einatmung von Gasen gebraucht werden, so genügt bei Stickstoff und Schwefelgas *grobe Zerstäubung von Quellen*, welche diese Gase enthalten. Besonders von letzteren ist es erwiesen, daß eine feine Zerstäubung vermieden werden muß, da sonst durch zu ausgiebige Berührung mit dem Sauerstoff der Luft die Bildung der wirksamen Umwandlungsprodukte (Schwefel, Schwefelsäure und Tetrathionsäure) verhindert wird. Kohlensäure erzeugt man am zweckmäßigsten durch *Einwirkung von Salzsäure auf Marmor* in einer Wulff'schen Flasche.

Zur Sauerstoffinhalation gebraucht man die von den Drägerwerken in Lübeck oder von der Inhabad G. m. b. H. in Charlottenburg konstruierten Apparate. Der in dem Stahlzylinder unter Hochdruck bis 150 Atm. enthaltene Sauerstoff, dessen Menge am Finimeter 9 abzulesen ist, wird mit Hilfe des Druckreduzierventils 2 auf einen geringen Arbeitsdruck (bis 1,5 Atm.) gebracht (s. Abb. 21). Eine Dosierungseinrichtung mit Abstellhahn 13 läßt, je nach Einstellung der Stellschraube 3 verschieden große Mengen, die am Manometer 10 abgelesen werden können, durchströmen. Für gewöhnlich werden 2—15 Liter Sauerstoff in der Minute verordnet. Der Sauerstoff tritt in den Sparapparat 4 und wird zunächst im Sparbeutel 5 gesammelt. Durch den biegsamen Metallschlauch 6, der nach dem Gebrauch mit warmem Wasser auszuspülen ist, und die auskochbare, Nase und Mund luftdicht abschließende Maske 7 atmet der Patient den Sauerstoff völlig zwanglos ein. Die Maske besitzt ein Rückschlagventil 8, durch welches die ausgeatmete Luft entweicht. Je nach der Tiefe der Atmung wird die Sauerstoffmenge so eingestellt, daß der Sparbeutel immer halb gebläht ist. Während der Einatmung entleert sich der Beutel und während der Ausatmung füllt er sich mit frischem Sauerstoff. Ein Rückschlagventil im Sparapparat verhindert den Rücktritt der Ausatmungsluft in den Sparbeutel.

Um dem trockenen Sauerstoff den nötigen Wassergehalt zuzusetzen oder leicht verdunstbare Medikamente, wie Menthol, Kiefernnadelöl u. dgl. beizugesellen, läßt sich auch zwischen Abstellhahn 13 und Sparapparat 4 ein Anfeuchter 11, 12 dazwischenschalten (s. Abb. 22). Das Anfeuchterglas 12 wird bis zur Füllmarke mit Wasser bzw. mit einem Medikament gefüllt und mittelst der großen Überwurfsmutter und des über das Glas gezogenen Gummiringes befestigt. Die Bedienung ist einfach. Zunächst öffnet man das Verschlußventil

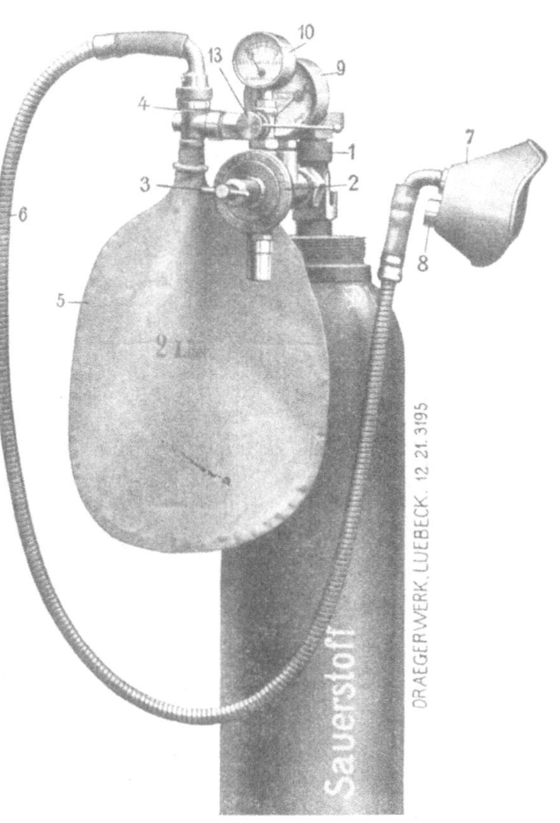

Abb. 21. Sauerstoffinhalationsapparat
mit Sparbeutel.

1 der Sauerstoffflasche kurz, um Schmutzteilchen aus ihr zu entfernen. Sodann schraubt man mit einem Schlüssel das Druckreduzierventil 2 fest an das Ventil 1. Dieses wird nun wieder durch Linksdrehen des Handrades geöffnet, nachdem die Stell-

schraube 3 weit herausgeschraubt worden ist. Nach diesen Vorbereitungen wird die Stellschraube 3 in den Ventildeckel geschraubt und der Abstellhahn 13 geöffnet. Die Sauerstoffmenge wird nach dem Zeigerstand des Manometers 10 eingestellt, je nach Verordnung oder nach Bedarf. Nach dem Gebrauch wird zunächst das Verschlußventil 1 geschlossen, danach die

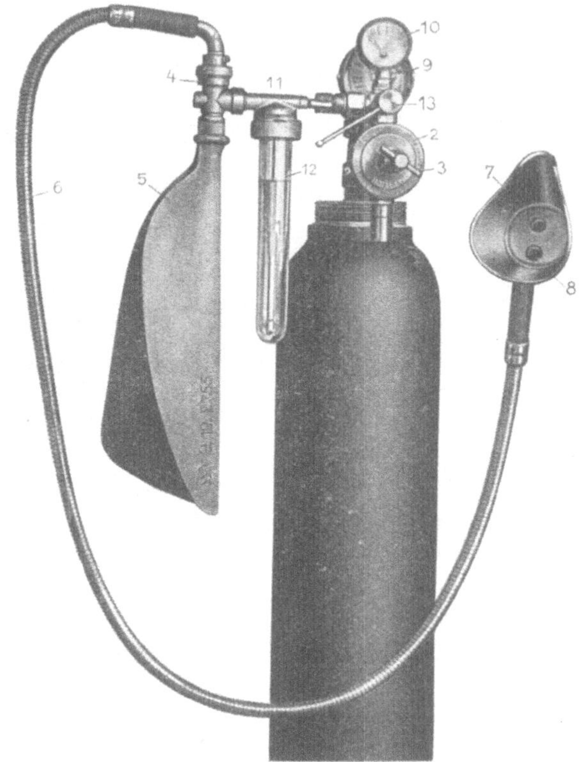

Abb. 22.   Sauerstoffinhalationsapparat mit Anfeuchter
und Sparbeutel.

Stellschraube 3 weit herausgeschraubt, um die Membran im Ventil 2 zu entlasten. Zuletzt wird Hahn 13 geschlossen.

Die Inhabadgesellschaft bringt endlich einen kleinen handlichen *Apparat nach* BERGMANN* in den Handel, welcher nas-

zierenden Sauerstoff erzeugt. Die Sauerstofferzeugung wird
durch Tabletten bewirkt, die in das auch während des Be-
triebes durch elektrischen Anschluß beliebig zu erwärmende
Wasser hineingebracht werden können (s. Abb. 23). Die aus
je einer Tablette sich entwickelnde Sauerstoffmenge beträgt
ca. $3\frac{1}{2}$ l. Diese Menge erscheint auf den ersten Blick gering im
Vergleich zu den Quantitäten, welche die Sauerstoffbombe liefert.
Während aber hier der Sauerstoff molekular gebunden ist und erst
im Organismus in seine Atome zerlegt und dadurch in die wirksame
Form übergeführt wird, entwickelt er sich dort schon während
der Inhalation in Ato-
men. In statu nascendi
hat er aber eine bedeu-
tend gesteigerte Aktivi-
tät. Aber selbst, wenn
man annimmt, daß sich
der Sauerstoff längst
wieder in Moleküle grup-
piert hat, bevor er in
die Atmungsorgane ge-
langt, so bleiben die tat-
sächlichen Erfolge da-
durch erklärt, daß sich
durch die eigenartige

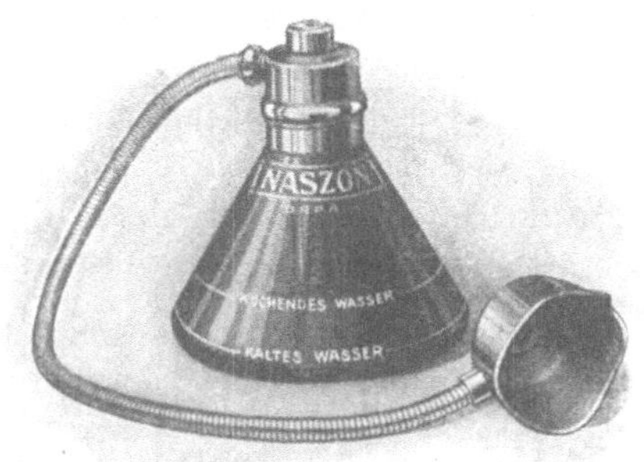

Abb. 23. Inhabad-Apparat
nach BERGMANN.

Konstruktion des Apparates unendlich feine Flüssigkeitströpfchen
der Inhalationsluft in unzähliger Menge beimischen, und daß sich
auch Wasserstoffsuperoxyd, welches sich bekanntlich in solchen
Fällen immer mitbildet, in feinsten Tröpfchen auf die Schleimhäute setzt, hier den atomistischen Sauerstoff abgibt und die
eigenartige Wirkung auf die Schleimhäute hervorruft.

Über die Konstruktion der *pneumatischen Apparate*, also
auch des *BRUNS'schen Unterdruckapparates* ist in einschlägigen
Schriften nachzulesen. Die Kombination pneumatischer Inhalationen, mit medikamentösen geschieht einfach durch Einschaltung
einer WULFF'schen Flasche oder einer Wattebäuschchen ent-
haltenden Kapsel, welche mit einem flüchtigen Medikament be-
schickt ist.

Spezieller Teil.

Alle Erkrankungen der Atmungswege sind, wie wir gesehen haben, mehr oder weniger der Behandlung mit Inhalationsmitteln zugänglich. Die Aufgabe einer individuellen Behandlung wird es aber sein, im einzelnen Erkrankungsfalle die richtige Auswahl der Apparate, der Medikamente und sonstigen wirksamen Komponenten zu treffen. Dem Studium dieser Dinge soll der folgende Abschnitt gewidmet sein.

I. Die Krankheiten der Nase und ihrer Nebenhöhlen.

Beim *akuten Schnupfen* suchen wir vornehmlich reizmildernd zu wirken. In hohem Maße erreichen wir dies allein durch die Anwendung feuchter Wärme. Es genügen schon warme Wasserdämpfe (Schwaden), wie sie beim sog. Kopfdampf oder mittelst eines gewöhnlichen SIEGLE'schen Inhalationsapparates erzeugt werden, um die Beschwerden wesentlich zu mildern. Auch Zerstäubung erwärmten Wassers hat ähnlichen Erfolg. Zur Erhöhung der Wirkung kann man schleimige Bestandteile von verschiedenen Kräutern hinzufügen. So läßt man Infuse oder möglichst frische Abkochungen von Radix Alth., Flor. Malv., Herba Pulmonar. 1,0—4,0 : 100,0 aus dem Vorlagglas inhalieren. Auch Ölemulsionen (1—5 Teile Ol. oliv. oder Ol. amygd. dulc. oder Ol. Papav. mit 1—2 Teilen Gummi arab. auf 100 Teile Wasser), mit einem gewöhnlichen Sprayapparat nach dem Prinzip des BERGSON'schen Hydrokonions zerstäubt, schaffen Erleichterung. Kommt man mit diesen Mitteln allein nicht aus, so greift man auch zu narkotischen, die sowohl die Erregbarkeit sensibler wie motorischer Nerven herabsetzen und auf diese Weise schmerzstillend wirken und den Niesreiz mildern. Man setzt also zu den oben angeführten Mucilaginosen oder Ölemulsionen etwa 0,2—2 % Tinct. Opii simpl. oder 0,2—0,4 % Extr. opii aquos. oder auch 0,02—0,1 % Morph. mur. hinzu. Auch Aqua amygd. amar. 0,5—3 % und Aqua laurocer. 2—4 % sind zweckdienliche Zusätze. Ist es uns mehr um eine Verdünnung und Verflüssigung des Sekrets zu tun, so werden wir die Gruppe der Resolventien anwenden, die zugleich die sekretorische Tätigkeit der Schleimdrüsen anregen und auf Grund dieser Eigenschaft als vis a tergo wirken, ferner aber auch konsistente oder geformte Bestandteile des Sekrets (Mucin, Eiterkörperchen, fibrinöse Exsudate) chemisch auflösen bezw. in eine dünne, schleimige, gelatinöse Masse umwandeln. In erster Reihe ist da das Kochsalz in 0,2—2 %iger Lösung zu nennen. Die schwachen Lösungen sind zu bevorzugen, weil sie im Gegensatz zu den starken der Schleimhaut Wasser in ausgiebigem Maße zuführen und dadurch zähen Schleim verflüssigen, außerdem verringern sie die Hyperämie und regen die Flimmerbewegung an. Im selben Sinne wirken die natürlichen Kochsalzwässer, auch Solen genannt. Allerdings ist zu berücksichtigen, daß Kochsalzlösungen gerade im akuten Stadium eines Katarrhes irritierend wirken können. Unter diesen Umständen empfehlen sich eher Kal. und Natr. carb. pur. in 0,2—2 %iger Lösung oder die alkalischen Mineralwässer, welche doppeltkohlensaures Natron enthalten, wie Emser, Obersalzbrunnen, Biliner, Vichy. Auch die Schwefelwässer, wie Aachen, Baden bei Wien, Schinznach, Weilbach, Nenndorf, sind hierbei angezeigt. Ein hervorragend lösendes Schnupfenmittel ist auch der Salmiak. Als Apparate für die Inhalation dieses Mittels empfehlen sich besonders der von Urbantschitsch und der Salmiator, deren Konstruktion und Anwendungsweise weiter oben nachzulesen ist. Der Vorteil dieser Apparate gegenüber anderen ist der, daß überschüssiges Ammoniak und Salzsäure, die irritierend wirken, neutralisiert werden. Eine letzte Gruppe von Medikamenten, die bei Schnupfen angewendet wird, ist die der reizendumstimmenden und antiseptischen Mittel. Hierher gehört der Kampfer, der eine örtliche Hyperämie und Erhöhung des Stoffwechsels mit allen die Entzündung bekämpfenden Folgen hervorruft, daneben aber auch leicht antiseptisch wirkt. Er ist leicht flüchtig und verdampft, auf heißes Wasser geschüttet, ohne weiteres. Man kann ihn auch in den SAENGER-schen Arzneiverdampfungsapparat tun. Stärker antiseptisch und zugleich anästhesierend wirkt das Menthol, 10 Tropfen einer 10%igen alkoholischen Lösung mit 2%iger Reichenhaller Sole gemischt, einigemal täglich halbstundenweise warm (30—40 ° C) eingeatmet, können geradezu einen Schnupfen kupieren. Menthol mit dem kampferartigen Thymol, das ebenfalls antiseptische Eigenschaften besitzt, zu gleichen Teilen gemischt und im SAENGER'schen Apparat zur Verdampfung gebracht, soll eine prompte und nachhaltige Wirkung haben. Niesreiz und Stirnkopfschmerz schwindet und das Lösungsstadium tritt schneller ein. Man nimmt von jedem nur einen halben bis einen Ohrlöffel voll, weil mehr reizend wirkt. Auch Dimentholformal, das 2 Moleküle Menthol und 1 Molekül Formaldehyd enthält, wird von SAENGER[45]) besonders auch wegen seiner geringeren Reizwirkung empfohlen. Schließlich sei noch des Nasopharyngeals gedacht, das neben Menthol in 1%iger Lösung Natrium chlor., Thymol, Natr. benz. und Acid. bor. nebst etwas Kokain enthält. Es soll nach PRELLE[46]) 3mal täglich bei einer Temperatur von 19—22 ° C inhaliert werden.

Wenden wir uns nunmehr der Rhinitis chronica zu, so ist bei der Behandlung streng zu unterscheiden, ob wir es mit der *Rhinitis chron. simpl. und hyperplastica* zu tun haben, bei der hyperämische bezw. hyperplastische Zustände vorwalten, oder mit der Rhinitis atrophica bezw. Ozaena, bei der atrophische Prozesse nicht nur der Schleimhaut und des Schwellgewebes, sondern auch des Knochengerüstes im Vordergrund stehen. Daß wir ausgesprochene zirkumskripte Hyperplasieen durch Inhalationen nicht beeinflussen können, darüber dürfte kein Wort zu verlieren sein. Hier ist das Feld der operativen Rhinologie, und nur zur Nachbehandlung kommen allenfalls adstringierende Inhalationen in Betracht. Handelt es sich aber nur um hyperämische Zustände der Schleimhaut und des Schwellgewebes, also auch um die soweit verbreitete *Rhinitis vasomotoria,* so lassen sich durch systematische Inhalationskuren wohl Besserungen bezw. Heilungen erzielen. Um es gleich vorwegzunehmen, soll die Temperatur der Inhalationen bei diesem Leiden keine zu hohe sein. Im Gegenteil sucht man durch allmähliche Abkühlung gegen Schluß der Inhalation den Tonus der getroffenen Gefäße zu üben und eine Abhärtung der Schleimhaut zu erzielen. Von Medikamenten kommen namentlich die Adstringentien in Betracht.

Es ist hier wohl der Platz, einige Worte über die örtliche Wirkung der Adstringentien im Allgemeinen einzuflechten. Vorausgeschickt sei, daß nur die niedrigeren Konzentrationen berücksichtigt zu werden brauchen. Es sind Stoffe, welche mit den albuminoiden Bestandteilen der Zellen und Zellsekrete mehr oder minder feste Kolloidverbindungen bilden. Die oberflächlichste Gewebschicht erhält so eine Schutzdecke gegenüber chemischen, bakteriologischen und auch mechanischen Angriffen, also auch gegenüber allen sensiblen und entzündungserregenden Reizen. Zugleich wird die Sekretion der von dem Mittel betroffenen Drüsen herabgesetzt und auch die Flüssigkeitsabsonderung aus Gewebsspalten verstopft. Endlich werden auch die oberflächlichen Blutkapillaren und kleinen Arterien durch Abdichtung der Kittsubstanz zwischen den Endothelien für den Durchtritt von Plasma und Leukocyten undurchlässiger. Durch die Koagulation der Oberfläche schrumpft ihre Ringmuskulatur zusammen und macht die Gefäße enger. Das Gewebe wird also blutärmer, dichter, trockener und weniger sensibel. Nimmt man hinzu, daß die Adstringentien ihre koagulierende Wirkung auch auf die pathogenen Mikroben ausdehnen und, was wahrscheinlich noch wichtiger ist, die entzündlichen cytolytischen Fermente und die bei jeder Zellnekrose entstehenden phlogogenen Stoffe fällen und zerstören, so wird man begreifen, daß man in ihnen ein willkommenes Mittel zur Bekämpfung chronischer Schleimhautkatarrhe vor sich hat.

Um nun auf die Behandlung der chronisch hyperämischen Rhinitis zurückzukommen, so werden Inhalationen verschiedener Adstringentien empfohlen, so z. B. 0,2—3%ige Tanninlösung evtl. mit Zusatz von 2—3%igem Kochsalz, um die Gerinnung zu mildern, ferner Alsol (Alumin. acidotartar.) in 0,1—4%iger Lösung, sodann Silbersalze, namentlich Protargol in 0,5—2%iger Lösung. Daneben werden auch die bei akuter Rhinitis empfohlenen Medikamente für Inhalationen benutzt, so $^1/_2$%iges Nasopharyngeal evtl. mit 0,25% Tannin oder Eukalyptol, Sole und alkalische Mineralwässer. Schließlich bewähren sich auch Schwefelgasinhalationen[47]) (Nenndorf, Aachen, Landeck, Weilbach). Das Wirksame hierbei ist nicht der Schwefelwasserstoff, sondern hauptsächlich die unterschweflige Säure, woraus im Wege chemischer Zersetzungen und Umgestaltungen Wasser, Schwefel, Schwefelsäure und Tetrathionsäure entstehen. Diese Oxydationsprodukte bilden sich immer von Neuem.

Andere Gesichtspunkte kommen bei der Behandlung von

Rhinitis atrophica und Ozaena in Betracht. Hier können wir auch vor allem die thermische Komponente der Inhalationen voll ausnutzen. Wir wissen, daß warme bezw. heiße Temperaturen aktive Hyperämie hervorrufen und dadurch einerseits den lokalen Stoffwechsel und die Drüsenfunktion anregen, andererseits die Kraft der ansteckenden Keime und Toxine schwächen. Sie beschleunigen aber auch die Aufsaugung der Entzündungsprodukte und verbessern die Gewebsregeneration. Alle diese Eigenschaften machen wir uns bei atrophischen Nasenprozessen dienstbar. Je heißer die Inhalation, um so angenehmer wird sie bei diesen Leiden von dem Patienten empfunden, und um so besser sind auch die objektiven Resultate, die man sieht. Infolgedessen wird man bei der Auswahl von Apparaten auf diejenigen zurückgreifen, welche der zerstäubten Flüssigkeit eine möglichst hohe Temperatur mitteilen. Unter diesen sind hervorzuheben die Apparate von JAHR, der Thermovariator von BULLING und der Thermoregulator von HERYNG. Erwähnt sei, daß in letzter Zeit auch wechselwarme Inhalationen nach Art der schottischen Wechseldusche (Inhabad G. m. b. H.) bei Stinknasen und atrophischen Geschwüren empfohlen werden. Andererseits wird aber auch der mechanische Effekt von Sprayapparaten herangezogen, der einer Vibrationsmassage zu vergleichen und dadurch imstande ist, zähe pathologische Produkte fortzuspülen. Die meisten Sprayapparate, die hier einzeln aufzuführen sich erübrigt, erzeugen einen kalten Flüssigkeitsstaub. Eine Ausnahme bildet der Thermoregulator von HERYNG für kalten Spray, der immerhin Temperaturen zwischen 20 und 30 ⁰ ergibt. Auch die Dampfapparate üben eine gewisse mechanische Wirkung aus, während sie daneben den Vorteil der höheren Temperatur besitzen. Von Medikamenten kommt in erster Linie 1—3 %ige Kochsalzlösung bezw. Sole in Betracht. Außer der mucinlösenden und sekretionsanregenden Wirkung scheint nach KRONE[48]) ins Gewicht zu fallen, daß mehrwöchentliche Kuren mit Soleinhalationen den Hämoglobingehalt des Blutes steigern und die roten Blutzellen vermehren. PRELLE[46]) empfiehlt als Zusatz zu alkalisch-muriatischen und salinischen Wässern eine kleine Menge exzitierender (Ol. pin. pum.) oder desinfizierender Stoffe (Acid. bor.). Doch habe ich die Erfahrung gemacht, daß jeglicher Zusatz von Latschenpräparaten das an und für sich schon vorhandene überaus lästige Trockenheitsgefühl steigert. Bei Ozaena setzt man auch zu einer Schale Salzlösung einen Eßlöffel 0,2 %ige Thymol-, 3 %ige Karbol- oder 0,3 %ige Chinosollösung hinzu. Sie benehmen den Fötor und erzeugen ein höchst angenehmes frisches Gefühl.

Bei ausgesprochen *nervösem Schnupfen* mit profuser wässriger Sekretion und bei *Heuschnupfen* sei man mit Inhalationen möglichst zurückhaltend, weil sie wie auch jeder lokale Eingriff die an und für sich schon überaus reizbare Schleimhaut noch mehr irritieren. Von Interesse und der Nachprüfung wert sind die Versuche JOAL's, durch Einatmenlassen von Kohlensäure die Schleimhautäste des Trigeminus und die Vasomotoren der Schwellkörper zu lähmen. Die Kohlensäure wird durch Einwirkung von Salzsäure auf Marmor in einer WULFF'schen Flasche gewonnen und durch einen für die Nase passenden Ansatz der Nasenschleimhaut zugeleitet. Dabei soll Patient sich gleichzeitig der Mundatmung bedienen, um eine schädliche Einatmung des giftigen Gases zu vermeiden. Man muß sich zuerst auf eine reaktive Schwellung mit stärkerer seröser Absonderung gefaßt machen. Bald aber tritt die erstrebte Abschwellung ein.

Von den *Infektionskrankheiten der Nase* kommen alle akuten und chronischen für eine Inhalationsbehandlung in Betracht. Zwar darf man sich nicht in der Hoffnung wiegen, daß man die spezifischen Erreger durch die Inhalationsmittel in der zulässigen Konzentration ohne weiteres abtöten kann. Immerhin wird man zu Desinfizientien greifen, um wenigstens das Wachstum der pathogenen Bakterien in Grenzen zu halten, namentlich aber auch zu Adstringentien, emollierenden, narkotischen und lösenden Mitteln, um die Begleiterscheinungen, die einer akuten bezw. chronischen Rhinitis ähneln, günstig zu beeinflussen. Namentlich die *Diphtherie* erfordert neben der spezifischen Allgemeinbehandlung eine symptomatische Inhalationstherapie der Nase. Welche Mittel im Besonderen hierbei empfohlen werden, möge bei der Diphtherie des Rachens nachgelesen werden. Auch *Tuberkulose, Lupus* und *Syphilis* der Nase verlaufen mit Symptomen, welche einer Inhalationsbehandlung zugänglich sind. Die einzelnen Mittel werden bei den betreffenden Erkrankungen des Rachens und Kehlkopfes abgehandelt werden.

Wenn man bedenkt, daß die *Krankheiten der Nebenhöhlen* im Ganzen denjenigen der Haupthöhlen entsprechen, und daß die fortgesetzte Reizung der Schleimhaut in der Umgebung der Ostien zu hypertrophischen und polypösen Veränderungen mit konsekutiven atrophischen Prozessen führt, so wird man sich auch Rechenschaft darüber ablegen können, inwieweit Naseninhalationen bei diesen Leiden zur Unterstützung der Heilung heranzuziehen sind. Im akuten Stadium werden sie die Lösung und den Abfluß des Sekrets erleichtern, im chronischen dieselbe Wirkung haben oder zur Desodorierung beitragen. Namentlich werden sie auch zur Nachbehandlung nach Operationen in Betracht kommen, weil sie dann das Sekret und die Schleimhaut in den eröffneten Nebenhöhlen selbst zu treffen imstande sind.

II. Die Krankheiten des Rachens und des Kehlkopfes.

Der *akute Rachen- und Kehlkopfkatarrh* ist sehr häufig mit dem der Nase vergesellschaftet. Infolgedessen werden auch auf ihn die Inhalationsmittel, welche beim akuten Schnupfen Linderung bringen, günstig wirken. Wasserdämpfe mit oder ohne Decoct. Flor. Sambuc., Til. oder Fol. Alth., Ölemulsionen, 1—2%ige Kochsalz- oder Boraxlösungen, 3%ige Natr. bikarb.- oder 0,2—0,3%ige Salmiaklösungen, natürliche alkalische Mineralwässer eventuell mit Zusatz von etwas Anästhesin, Kokain oder Eukain, mehrmals des Tages inhaliert, werden dazu beitragen, die Trockenheit, das Fremdkörpergefühl und den Hustenreiz zu vermindern und das stagnierende Sekret zu lösen und zu entfernen. Die Temperatur sei möglichst warm (35—40 °). Daher sollen im wesentlichen Dampfzerstäubungs-Apparate gewählt werden. Auch 0,2%ige Menthollösung bei einer Temperatur von 40—50 ° mehrmals täglich schafft Erleichterung. Bei stärkerer Sekretion mit Dyspnoe bevorzugt man Einatmungen von Terpentin und Eukalyptusöl, die entweder auf Fließpapier oder Laken gegossen werden oder mittels einer Inhalationspfeife, eines Dampftopfes oder eines Arzneivergasungsapparates (Saenger, Rosenberg, Jahr, Schreiber, Heryng's Thermoakkumulator) zur Anwendung gelangen.

Bei der *Angina tonsillaris* und dem *Peritonsillarabsceß* sind Gurgelungen beliebter als Inhalationen, weil das Mundöffnen und die zwangvolle Haltung bei letzteren beschwerlich fallen. Doch kann man auch bei diesen beiden Leiden einen Versuch mit Einatmungen von warmen Wasser- oder Teedämpfen machen.

Ein ausgedehntes Anwendungsgebiet findet die Inhalationstherapie bei den verschiedenen Formen der *chronischen Pharyngitis und Laryngitis.* Auch sie hängen sehr häufig mit einer gleichzeitigen chronischen Rhinitis zusammen, mag es sich um die direkte Fortleitung des Katarrhs von Nase auf Rachen und Kehlkopf handeln oder um die gleiche Einwirkung derselben Noxe auf die Schleimhaut der oberen Luftwege überhaupt. Daß der aus der Nase oder den Nebenhöhlen stammende und nach hinten abfließende Eiterschleim an der unebenen, zerklüfteten Oberfläche der Rachentonsille leicht haftet und hier entzündungserregend wirkt, leuchtet ohne weiteres ein. Infolgedessen darf man bei allen diesen Fällen die Behandlung der Nase, eventuell auch mit Inhalationen, nicht vergessen. Die Inhalationstherapie hat hier vornehmlich zwei Aufgaben zu erfüllen: die Beseitigung der lästigen Symptome und die Behandlung der Schleimhaut selbst. Vielfach werden die Patienten von Trockenheit im Halse belästigt. In diesen Fällen wirken kalte oder eher noch heiße Zerstäubungen von 1%iger Kochsalzlösung oder von alkalischen Mineralwässern (Emser, Gleichenberger) außerordentlich wohltuend, ebenso Salmiak und Schwefelgasinhalationen. Schneller und nachhaltiger als alle diese Inhalationsmethoden soll nach Steiner[49]) die Wirkung trockener Kochsalzinhalationen mit dem Reismann'schen „Philos" oder nach dem Körtingschen oder „Inhabad"-System sein. Sie beruht nach Mayrhofer[50]) auf dem Eindringen warmer, trockener Luft, sodann auf den pharmakologischen Eigenschaften von Kochsalz in Substanz, schließlich auf den physiologisch-chemischen Qualitäten der kleinsten Kochsalzkristalle, die auf winzig umschriebene Stellen der Respirationsschleimhaut die intensivsten osmotischen Veränderungen hervorbringen. Die Dauer dieser Inhalationen soll nur 5—10 Minuten betragen. Auch Mentholeinatmungen durch einen Arzneiverdampfungsapparat oder als Zusatz zu Zerstäubungen (10 Tropfen einer 10%igen alkoholischen Lösung) werden angenehm empfunden, ebenso Turiopin[51]), eine schwache alkalische Lösung des Extraktes deutscher Fichtengattungen, als Turiopin, pur. pro. inhal. (2—6%ige Lösung) oder als Mentholturiopin (1—3%ige Lösung). Die Inhalation soll warm vorgenommen werden und lockert die Schleimhaut, spornt die Drüsentätigkeit an und entfernt den zähen Schleim und die Borken. Bei Borkenbildung namentlich im Kehlkopf wird von Cohen[52]) auch ein Zusatz von 15—20 Tropfen Milchsäure auf das Inhalationsgläschen des Siegle'schen Apparates angelegentlich empfohlen. Mitunter steht bei Halskatarrhen die Verschleimung mehr im Vordergrunde der Beschwerden. In solchen Fällen stärkerer Sekretion läßt man eine 0,5—1%ige wässrige Tanninlösung, eventuell mit Zusatz von 50 Gramm Glycerin kühl oder warm inhalieren. Auch eine ebenso starke Alaunlösung tut ähnliche Dienste. Da Letzteres außerordentlich leicht resorbiert wird, wirkt es auch auf das tiefer liegende Parenchym sowie auf die Blutgefäße. Sekretionsbeschränkend sind ferner Terpentin, entweder durch einen Respirator eingeatmet oder 30 Tropfen auf $\frac{3}{4}$ l Wasser versprayt bezw. verdampft, Ol. pin. pumil., auf gleiche Weise angewendet, oder Eukalyptol in 0,5—5%iger Lösung. Letzteres ist auch sehr wirksam in folgender Zusammensetzung

Ol. Eucalypt.	5,0
Spir. Vin.	25,0
Ol. junip.	70,0
Aqua	100,0

M. D. S. Schütteln, 10 Tropfen bis 1 Teelöffel dem Wasser des Napfgläschens eines Dampfzerstäubers zusetzen.

Bestehen Schmerzen oder Husten, so gebraucht man einen Zusatz von Menthol (s. o.), 2—3%ige Aqua lauroceras., 1—5%iges Bromkali, 0,02—0,1%iges Morphium mur. Brühl[53]) empfiehlt als Anästhetikum und Sedativum einen Spray von 1—2%igem Nirvanin. Die Behandlung der Schleimhaut selbst wird außer durch die schon erwähnten Mittel sehr gefördert durch Anwendung von warmen Inhalationen mit 2—3%igen Arg. nitr.-Lösungen (auch Itrol, Protargol, Argonin) und 2—3%iger Essigsäure, die sich besonders bei Pachydermien im Larynx bewährt haben soll (Scheinemann[54]).

Daß bei *Larynxstenose* und *Laryngitis hypogl.* Inhalationen von Sauerstoff u. U. lebensrettend wirken können, sei nur nebenher erwähnt.

Unter den *Infektionskrankheiten des Halses* hat die *Diphtherie* schon frühzeitig das Interesse der Inhalationstherapeuten in Anspruch genommen. In der Zeit vor der Erfindung des Heilserums blieb das Hauptaugenmerk auf den Kampf gegen die örtlichen Symptome gerichtet. So kam es, daß OERTEL[8]) ein begeisterter Verfechter der Inhalation von Karbolsäure bei Diphtherie war, und geradezu die Forderung aufstellte, man müsse sie so intensiv anwenden, bis Karbolurin erscheint. Damit schwebte ihm wohl auch zugleich eine allgemeine Beeinflussung des Organismus auf dem Wege der Resorption vor. Wenn wir auch heute diese Übertreibung nicht gutheißen können, so hat die Inhalation von Karbolsäure als örtliches Antiseptikum immerhin auch jetzt noch ihre Bedeutung. Man wendet eine 5—10%ige wässrige oder eine 20 und mehr %ige weingeistige Lösung im Respirator an. Ebensogut kann man Karbolsäuredämpfe mit Wasserdämpfen mischen, indem man einen Eßlöffel einer 2—5%igen Lösung auf $1\frac{1}{2}$ Liter siedendes Wasser schüttet und durch einen Trichter einatmen läßt. Diese Einatmungen werden 3—4mal täglich 6—10—15 Min. lang vorgenommen. Auch Resorcin in 2—10%iger Lösung wird als antiseptische Inhalation empfohlen. Um die Membranen zu lösen, bedient man sich Sprayinhalationen von Kalkwasser in unverdünntem Zustand oder mit 3—16 Teilen Wasser verdünnt. Der Reagenzglasversuch zeigt nämlich, daß fibrinöse Gerinsel durch Kalkwasser in 10—15 Minuten prompt aufgelöst werden, während Zellen- und Kerneinlagerungen sowie Epithelreste als Sediment auf den Boden fallen. Durch den Gehalt der atmosphärischen Luft an Kohlensäure wird aber ein großer Teil des in Lösung befindlichen wirksamen Kalziumoxyds in unlöslichen unwirksamen kohlensauren Kalk verwandelt. Indessen kann doch bei Anwendung unverdünnten, offizinellen Kalkwassers noch eine hinreichende Menge zur Einwirkung kommen. Ähnliche Wirkung soll Milchsäure haben, und zwar werden 20 Tropfen auf einen Eßlöffel Wasser zugesetzt und damit stündlich 5 Minuten inhaliert. Eine Eiweißverdauung der Membranen findet durch eine 5—10-%ige Lösung von Papain statt. Dieses ist ein Enzym, das aus dem Milchsaft der Carica papaja hergestellt wird, und dem Trypsin ähnlich ist. Es empfiehlt sich, das Papain mit einem BERGSON-schen Apparat zu zerstäuben, da bei den Dampfzerstäubungs-Apparaten eine Verdünnung um etwa die Hälfte seines Prozentgehaltes durch den Wasserdampf erfolgt, und die geringere Konzentration an Effekt einbüßt.

Auch die *Tuberkulose* bezw. der *Lupus* des Halses ist ein ausgiebiges Feld geworden, auf dem sich die Inhalationstherapie betätigt. Wie bei der Diphtherie erhoffte man sich auch bei diesen Erkrankungen einen großen Erfolg von der direkten örtlichen Beeinflussung mit antiseptischen bezw. antiparasitären Mitteln. Ein ganzes Heer von solchen wurde empfohlen und bald wieder verworfen und vergessen. Es wäre zwecklos, sie hier alle anzuführen. Nur diejenigen mögen Erwähnung finden, die sich wirklich bewährt haben. Da ist zunächst das Creosotvasogen zu nennen, das Jungmann[55]) besonders bei ulzerösen Formen empfiehlt. Er läßt von einer 20%igen Lösung Kinder 5—10 Tropfen, Erwachsene 10—15 Tropfen mittelst des Bulling'schen Thermovariators oder des Heryng'schen Thermoregulators inhalieren und will gute Ausheilung von Kehlkopfgeschwüren unter dieser Medikation gesehen haben. Auch 50 bis 80%ige Resorcinlösung soll nach v. Tymowski[56]) auf Geschwüre eine gute Wirkung haben. Ferner sei hingewiesen auf die Mitteilungen Küssner's[57]) über günstige Erfolge mit Jodoform. Er verwendete 10 ccm einer 10%igen alkoholischen Lösung mit 20 ccm Wasser gemischt, gab aber auch einen Apparat an, durch den das unzersetzte, trockene Jodoform durch Zuleitung von Wasserdampf sich verflüchtigt und zur Inhalation kommt. Ein heißer Streit entbrannte um das Natrium benzoicum, das in 5%iger Lösung starke Desinfektionskraft besitzt, ohne nachteilige Wirkungen zu haben, selbst wenn bis 1200 g eingeatmet werden. Rokitansky[58]) und Kroczak[59] berichten von guten, ja teilweise überraschenden Erfolgen, während Schnitzler[60]), Drasche[61]), Guttmann[62]) und Wenzel[63]) sich dagegen ausgesprochen haben. Immerhin ist dieses Mittel weiterer Versuche wert. Auch Menthol hat neben seiner anästhesierenden Wirkung eine antiseptische und wird gern zur Behandlung von Larynxtuberkulose verwendet. So empfehlen A. und S. Rosenberg[64] eine 20—30%ige Lösung, von der anfangs 15 Tropfen, später mehr stündlich durch einen Arzneiverdampfungsapparat (Schreiber, Saenger u. a.) inhaliert wird. Doch soll man mit Mentholinhalationen bei Kindern vorsichtig sein, weil schon nach endonasaler Anwendung leicht Stimmritzenkrampf und schwere

Asphyxie auftreten kann (Mayet[65]), Triboulet[66]). Als bakte-ricides Adjuvans wird ferner Balsam. peruvianum verordnet. Nach Saengers[67]) Vorschrift verwendet man 10 Tropfen Perubalsam und ½ bis 1 Ohrlöffel Menthol und bringt diese Mischung mit dem von ihm angegebenen Apparat zur Verdampfung. Der wirksame Bestandteil des Perubalsams ist die Zimmtsäure. Ein Derivat dieser ist die Phenylpropiolsäure, die nach O. Löw noch bakterienhemmender wirken soll als ihre Muttersubstanz. Für Inhalationszwecke kommt das phenylpropiolsaure Natrium in Betracht, das namentlich Bulling[68]) angelegentlich empfiehlt. Er schreibt zweimal täglich halbstündige Inhalation von jedesmal 200 g einer 0,5—3%igen Lösung mit einer Anfangstemperatur von 25—30 ⁰ vermittelst seines Thermovariators vor, die nach einigen Minuten bis auf 42—45 ⁰ steigen soll, um passive Hyper-ämie der Schleimhäute hervorzurufen, und zum Schluß auf ca. 35 ⁰ sinken soll. Von dieser Anwendung will er nicht nur Heilung von Kehlkopfgeschwüren gesehen haben, sondern auch auffallende Besserung von Allgemeinsymptomen. Bei Steigerung der Dosis beobachtete er mitunter leichte Temperaturerhöhung, vermehrte Sekretion und sonstige lokale Reaktionserscheinungen, die aber bald wieder verschwanden. Elkan und Wiesmüller[69]) be-stätigen die günstigen Resultate und haben namentlich in einem Falle eine überraschende Besserung im Larynxbefund beobachten können. Brühl[70]) hält die Wirkung nicht für spezifisch, sondern für resorptionsbefördernd. Auch er bestätigt die auffallend schnelle Rückbildung von tuberkulösen Geschwüren im Larynx, besonders auch diejenige postoperativer Reaktionserscheinungen. Von nar-kotischen Mitteln werden bei der Tuberkulose des Halses 0,2- bis 3%ige Alypin-, 0,02—0,1%ige Morph. mur.-, 0,01 bis 0,05%ige Extract. bellad.-, 3%ige alkoholische Anästhesin-lösung, 5—10 Tropfen mit dem Saenger'schen Tropfenzerstäuber zerstäubt, gegen Hustenreiz und Schmerzen mit gutem Erfolg angewendet.

Schließlich erfordert die Inhalationsbehandlung der *Syphilis des Halses* noch einige Worte der Besprechung. Natürlich wird sie nach dem Stande der heutigen Wissenschaft nur in Verbindung mit einer dem einzelnen Falle angepaßten Allgemeinbehandlung Anwendung finden. Es wird versucht, in jedem Stadium der Lues auch auf die örtlichen Symptome im Halse mit Quecksilber einzuwirken. Aus diesem Grunde werden Zerstäubungen von 0,05—0,1%igem Sublimat empfohlen. Auch dem Schwefelgas schreibt man eine spezifische Wirkung zu, trotzdem die Pharmakodynamik des Schwefels auf die Lues noch durchaus ungeklärt ist. Im Übrigen erfordern die luetischen Halsveränderungen je nach ihrem Auftreten emollierende, resolvierende oder desodorierende Mittel, über die im Einzelnen weiter oben nachzulesen ist.

III. Die Krankheiten der Luftröhre und der Bronchien.

Der *akute Luftröhren- und Bronchialkatarrh* tritt nur höchst selten isoliert auf. In den meisten Fällen besteht zugleich ein Katarrh der Nase, des Rachens und des Kehlkopfes, also überhaupt der oberen Luftwege. Die Behandlungsart wird sich demnach nicht so wesentlich von der jener Katarrhe unterscheiden. Wasser- und Teedämpfe, zerstäubte Salzlösungen, trockene Kochsalzinhalationen, Salmiak, Ol. terebinth., Ol. pin. pumil., Ol. Eucalypt., Eukalyptol und Ol. Cupressi sind beliebte und bewährte Inhalationsmittel. Da aber der Sitz dieser Erkrankung wie der nunmehr abzuhandelnden überhaupt tiefer ist als der bisher beschriebenen, so wird man bei der Auswahl der Apparate darauf Rücksicht nehmen müssen, daß sie eine möglichst feine Verteilung des Medikamentes gewährleisten. Vornehmlich bei Zerstäubung von Flüssigkeiten wird man darauf zu achten haben, und aus dieser Erwägung heraus eher Rauminhalationen in Sälen (SALES GIRONS, WASSMUTH) oder Kabinen (BULLING's Guttafer, REIF, CLAR) oder mit WASSMUTH's Idealapparat verordnen als Inhalationen an Einzelapparaten. Von diesen kommt noch am ehesten der SPIESS'sche Medikamentenvernebler wegen seiner feinen Zerstäubung in Betracht, in zweiter Linie die feiner zerstäubenden Dampfapparate von JAHR, BULLING und HERYNG, weil hier der beigemischte Schwaden der medikamentösen Flüssigkeit eine ziemliche Elastizität mitteilt, die ihn befähigt, an den Klippen der ersten Luftwege vorbei in die tieferen Teile zu gelangen.

Bei der *Bronchitis capillaris* soll der größte Wert darauf gelegt werden, daß die Luft im Krankenzimmer durch Verdampfung von Flüssigkeit (Bronchitiskessel) oder durch Aufhängen nasser Tücher feuchtgehalten wird. Bei stärkerer Atemnot sind auch Sauerstoffinhalationen am Platze. In der Rekonvaleszenz, die sich unter Umständen sehr lange hinzieht, kommen, wo die Verhältnisse es erlauben, systematische Inhalationskuren in klimatischen Kurorten in Frage, die nach Prinzipien wie beim chronischen Bronchialkatarrh durchgeführt werden.

Die nicht sehr häufig auftretende *Bronchitis fibrinosa* erfordert die Anwendung von Kalkwasser- und Papaininhalationen, über die näheres bei der Diphtherie nachzulesen ist, und die zur Lösung der Fibringerinnsel in den Bronchien und Bronchiolen beitragen.

Beim *chronischen Bronchialkatarrh* machen wir wieder die Unterscheidung, ob wir es mit seiner trockenen oder feuchten Form zu tun haben. Handelt es sich um eine *Bronchitis sicca* mit wenig zähschleimigem Sekret, Atembeklemmungen und vorwiegend trockenen Rasselgeräuschen, so bevorzugen **wir** Zerstäubungen von Kochsalzwässern, Natr. carb., alkalischen Wässern, Salmiak oder einfachen Wasserdämpfen.

Sehr beliebt ist bei dieser Form auch der Aufenthalt an Gradierwerken (Salzungen, Reichenhall, Kissingen, Dürkheim, Münster a. St.). STEINER[71]) und MAYRHOFER[72]) empfehlen hierbei auch das Einatmen trockener Kochsalznebel. Ein weiteres Mittel, um die Sputa zu verflüssigen, ist das von HARTMANN erfundene Lignosulfit. Ausgehend von der Beobachtung, daß Bronchialkatarrhe bei Arbeitern in einer Zellulosefabrik rasch heilten, mischte er nach einem patentierten Verfahren die Laugen, welche beim Kochen geraspelter Fichtenspäne mit schwefliger Säure entstehen, und machte sie haltbar. Das so gewonnene Lignosulfit ist eine braungelbe, intensiv, aber nicht unangenehm riechende Flüssigkeit, welche schweflige Säure an ätherische Öle und Terpene chemisch gebunden enthält. Die schweflige Säure wirkt desinfizierend, der Gehalt an ätherischen Ölen mit der Zeit sekretionsbeschränkend. Chemisch ist es eine Lösung von sulfinsauren Ligninverbindungen. Die wirksamen Bestandteile des Lignosulfits sind gasförmig und bedürfen zur Einatmung nur einer möglichst großen Verdunstungsfläche. Zum Unterschied von der reinen schwefligen Säure ist es infolge der Bindung an die aromatischen Substanzen gut respirabel. Die Anwendung ist außerordentlich einfach. Man mischt anfangs einen Teil Lignosulfit mit 4—5, später nur mit 2 Teilen Wasser (bei Kindern mit 9 bezw. 4 Teilen Wasser) und stellt diese Mischung in flachen Schüsseln auf oder tränkt Holzwolle oder Tücher damit. Besser sind zu diesem Zweck die oben beschriebenen Gradierhäuschen oder Tannenpyramiden. Die Inhalationen sollen täglich 1—2 Stunden dauern. Die Wirkung beschreibt DANNEGGER[73]) sehr eingehend. Infolge vermehrter Tracheal- und Bronchialsekretion werden die Sputa verflüssigt; dabei werden diese gleichzeitig durch Auflösung des Mucins und Coagulierung der Albuminsubstanzen chemisch verändert, wodurch leichtere Fortbewegung innerhalb des Bronchialbaumes erfolgt. Das Lignosulfit befördert aber auch die Expektoration dadurch, daß es nicht nur die Schleimhaut des Larynx und der Trachea reizt, sondern ebenso reflektorisch die Bronchialmuskulatur. Nach SCHMID[74]) soll auch eine Abschwellung der Schleimhaut der Luftwege infolge Desinfektion stattfinden. Die Reizwirkung wird schon nach einigen Inhalationen nicht mehr empfunden. Nur bei gleichzeitig bestehendem Asthma und Emphysem bleibt es bei den starken Reizerscheinungen mit subjektivem Erstickungsgefühl, was ihre Anwendung bei diesem Leiden verbietet. Ähnlich dem Lignosulfit wirkt bei trockener Bronchitis das Turiolignin[75]), welches gleichfalls aus der Ablauge bei der Zellulosefabrikation gewonnen wird. Hierbei werden die Hölzer auf besondere Weise verarbeitet, die Laugen durch Zusatz von finnischem Pechöl, das hauptsächlich aus einwertigen Phenolen sowie Guajakol und Kreosol besteht, angereichert und dann nach eigenem patentiertem Verfahren zur Esterifizierung der in ihnen enthaltenen Öle, Harze und Balsame mit den schwefligen Säuren benützt. Außer diesen enthält es die im Holz befindlichen Kreosotabkömmlinge. Es ist eine leicht trübe, braune Flüssigkeit, von aromatischem Geruch, die entweder unverdünnt oder verdünnt ganz ähnlich dem Lignosulfit inhaliert wird. Zunächst entsteht ein ziemlich starker Reizzustand, der sich in Tränen der Augen, wässriger Sekretion der Nase, Hustenreiz, Auswurf und Oberflächlichwerden der Atemzüge kundgibt. Gewöhnlich aber läßt dieser Reiz schon nach einer halben Stunde nach. Besteht *Bronchoblennorrhoe* mit reichlichem stark eitrigem Auswurf, wenig Hustenreiz und zahlreichem feuchtem Rasseln über mehr oder minder großen Bezirken der Lunge, so ist die Verordnung von

Terpenen und Balsamen zu bevorzugen. In erster Linie gibt man
Ol. Terebinth., Ol. pin. pumil. oder Eukalyptol., welche
zugleich fäulniswidrige und zirkulationsanregende Eigenschaften
besitzen, mittelst eines Respirators bezw. eines Dampftopfes oder
Bronchitiskessels (1—2 Eßlöffel auf heißes Wasser). Auch kann
man 6—8 Tropfen auf das Arzneiglas eines gewöhnlichen Dampf-
zerstäubungsapparates hinzusetzen. Häufig kombiniert man diese
Inhalationen mit solchen von 2—5%igen Kochsalzlösungen. Auf
1 Liter Wasser rechnet man etwa 5 Tropfen Öl. Rauminhalationen
sind hierbei zu bevorzugen. Bei reichlichem mehr zähem Sekret
empfiehlt SAENGER[76]) Einatmungen von Perubalsam mit Menthol in der bei der Tuberkulose des Halses angegebenen Form.
Schließlich kommen auch bei Bronchoblennorrhoe Lignosulfit-
und Turiolignininhalationen in Betracht.

Wenden wir uns nunmehr zur Besprechung der *Bronchitis
foetida* und *Bronchiektasien,* so spielen bei ihnen ebenfalls die
Einatmungen der bei Bronchoblennorrhoe soeben erwähnten
Mittel eine große Rolle. Weniger reizend als Terpentinöl und 6 mal
so desinfektionskräftig ist nach KOBERT das Eulimen. Es ist
ein farbloses, leichtflüssiges, rein vegetabiles Öl von angenehmem
zitronenartigem Geruch und ist identisch mit dem im Zitronenöl
vorkommenden Limonen, einem zur Gruppe der Terpene gehörigen
Kohlenwasserstoff. Erwachsene atmen 20 Tropfen dieses Öles,
auf heißes Wasser gegossen, durch einen Trichter oder mit Hilfe
des SAENGER'schen Apparates ein, Kinder nur 8—10 Tropfen.
Sodann kommt die große Gruppe der antiseptischen und antiputriden Mittel zur Anwendung. Da ist zunächst das Karbol,
als 2%iger Spray z. B. mit BULLING's Thermovariator angewendet, oder auch in folgender Form:

Acid. carbol. liquef.   20,0
Spir. vin. rectif.   40,0

M. D. S. 2—3 mal täglich 10—15 Tropfen in die CURSCHMANN'sche
Maske gießen zum Inhalieren.

Die Maske kann mit Ausnahme der Essenszeiten den ganzen
Tag getragen werden. Bei eintretender Appetitlosigkeit oder
Braungrünfärbung des Urins wird das Karbol fortgelassen und
durch Aqua Creosot. unverdünnt oder Thymol. in derselben
Konzentration wie Karbolsäure ersetzt. Als Spray wird statt Kar-
bolsäure auch 0,2%iges Chinosol angewendet, ebenso 2—4%iges

Acid. bor. Neben einer antiputriden Wirkung haben Teer-räucherungen einen austrocknenden und sekretionsbeschränkenden Einfluß auf die Schleimhaut. Zuerst ruft der Rauch lästigen Kopfschmerz mit etwas Kurzatmigkeit und geringe Vermehrung des Hustens hervor, Erscheinungen, die sich aber bald verlieren. Zur Inhalation verwendet man guten Schiffsteer und neutralisiert die in ihm enthaltene Holzsäure durch 10%iges kohlensaures Natron. Diese Teermischung verdünnt man anfangs mit etwas Wasser, gießt sie in eine flache Schale und erhitzt sie über einer Spirituslampe bis zum Kochen. Erst später, wenn kein Reiz mehr auftritt, reduziert man die Wassermenge immer mehr und benutzt schließlich die reine, mit Soda versetzte Teermischung. Solange der Teer beim Erhitzen flüssig wird, kann er immer wieder gebraucht werden. Solche Inhalationen nimmt man 1—2 mal täglich eine Viertelstunde lang vor, hält sich aber auch sonst tagsüber in solchen Räumen auf. Eine andere Art der Teeranwendung ist, daß man 1—6 Tropfen des neutralen Teers auf Watte träufelt und diese in einen Respirator legt, der anfangs einige Minuten, später bis mehrere Stunden getragen wird. Schließlich kann eine 10—30 %ige Lösung von Aqua Picis zu Zerstäubungen genommen werden. Eine letzte Gruppe von Medikamenten, die zur Inhalationstherapie von Bronchitis foetida und Bronchiektasien herangezogen wird, ist die der Adstringentien. Außer Tannin und Alaun in der bei der chronischen Pharyngitis und Laryngitis angegebenen Weise wird Plumb. acet. in 0,5—3%iger Lösung als Inhalation empfohlen, das durch seine Fähigkeit, sich mit Eiweißkörpern zu verbinden, bei anormalen Zersetzungen zugleich desodorierend und desinfizierend wirkt. Nachteile sind sein herber, metallischer Geschmack und beim Verschlucken seine Einwirkung auf die Darmsekretion und Darmbewegung im Sinne einer Verstopfung. Außerdem bildet sich bei unrein gehaltenen Zähnen an ihren Rändern ein schwarzer Niederschlag von Schwefelblei.

Große Hoffnungen setzte man auf die Inhalationstherapie bei *Keuchhusten*. Vornehmlich reizend-umstimmende Mittel wurden empfohlen. Zunächst begegnen wir schon häufig genannten Medikamenten. So rühmt SAENGER[76]) einer Mischung von Menthol und Thymol āā schon nach 4—5 maliger Anwendung eine erhebliche Abnahme der Hustenparoxysmen nach. Küster[77]) redete kalten Zerstäubungen von Thymol 0,25 : 500,0 täglich

3—4mal das Wort. PICK[78]) bevorzugte durch einen Respirator dauernd eingeatmetes Phenol, KEPPLE[79]) Zerstäubungen von auf die Hälfte verdünnter Aqua picea. Ferner treffen wir im Inhalationsheilschatz bei Keuchhusten auf Ol. tereb. und Ol. pin. pumil., in einer der schon oft besprochenen Formen angewendet. Auch Lignosulfit und Turiolignin sollen meist von günstiger Wirkung sein, die Verlaufszeit abkürzen und die Heftigkeit und Häufigkeit der Anfälle vermindern. Auch ihre abortive Wirkung wird gerühmt. Neben diesen uns schon geläufigen Mitteln werden von SOLTMANN[80]) Einatmungen von Ol. cupressi empfohlen. Wenn sie auch die Art und Dauer der Erkrankung nicht wesentlich zu beeinflussen vermögen, so erleichtern sie ohne Zweifel die Expektoration. Am besten bewährt sich das Aufgießen einer alkoholischen Lösung des Öls 1 : 5 auf Kleider, Leib- und Bettwäsche der Kinder. Die Flüssigkeit wird bei Tag 4 mal und nötigenfalls auch nachts 1—2mal zu 10—15 g aufgeträufelt. Das einzig unangenehme sind die auf der Wäsche zurückbleibenden Flecke. Zweckmäßig sind auch die Inhalationen von 3 g Ol. cupressi gemischt mit 100 g Paraff. liquid. mit Hilfe des SPIESS'schen Medikamentenverneblers. Einer Nachprüfung wert ist die Anwendung von Naphthalindämpfen, die CHAVERNAC[81]) und GARNIER[82]) bei frischen Fällen empfehlen. Auch in Vaporin Krewel ist Naphthalin enthalten neben Ol. Eucalypt., Ol. pin. und Kampfer. Ein Eßlöffel davon wird in einem Zimmer verdampft und $1\frac{1}{2}$—$\frac{3}{4}$ Stunden lang eingeatmet. Auch Formalin wurde zur Behandlung von Keuchhusten herangezogen. SEMBRITZKY[83]) schreibt vor, man solle die Formalindämpfe langsam und allmählich mit der kleinen Hygiealampe sich entwickeln lassen, wobei die Flamme kleingestellt und immer nur höchstens 2—3 Pastillen genommen werden. Ist die Empfindlichkeit des Patienten gegen die Dämpfe groß, so stellt man die Lampe im Nebenzimmer auf. In der Nacht wird nur eine Pastille verdampft. Jedenfalls erzielt man mit diesem Verfahren eine gesunde, reine, keimtötende Luft. Werfen wir noch einen Blick auf die Narkotika, welche bei Keuchhusten Anwendung finden, so sind zu nennen 0,1%ige Kokainlösung, Anästhesin (einige Tropfen einer 3%igen alkoholischen Lösung als Zusatz zu Sole- und Latscheninhalationen im BULLING'schen Thermovariator) und Chloroform. Die Anwendung des letzteren soll nach SCHILLING[84]) so erfolgen, daß 2—3mal soviel Tropfen, als das Kind Jahre zählt, in den Dampfkessel eines Zerstäubungsapparates getan werden, während in das Medizinglas nur kaltes Wasser kommt. Ferner wird Bromoform 5 g auf 100 g Paraff. liquid. (ev. mit Zusatz von 1% Novokain) durch den Spiess'schen Medikamentenvernebler empfohlen.

Sehr verschieden ist die Beurteilung von Inhalationen bei der Behandlung von *Asthma* außerhalb des Anfalles. Inhalationen mit den kleineren Apparaten haben wenig Zweck, scheinen im Gegenteil den Hustenreiz zu verstärken. Wirksamer sind wohl zuweilen Rauminhalationen, namentlich wenn gleichzeitig eine Bronchitis besteht. Neben den dort aufgeführten Medikamenten kommen 1—2%ige Jodkalium- und Jodnatriumlösungen zur Anwendung. Bekanntlich spielt in letzter Zeit das Calcium eine große Rolle in der Asthmatherapie. Es soll krampflösend und exsudationshemmend wirken. Da seine Wirkung sich nur langsam geltend macht, ist es weniger zur Kupierung von Anfällen als für die Dauerbehandlung außerhalb derselben brauchbar. Curschmann[85]) empfiehlt den Kalk besonders für solche Fälle, bei denen neben dem Asthma Symptome latenter Tetanie vorliegen, also positives Chvostek'sches und Erb'sches Phänomen. In neuester Zeit wendet er ihn nicht nur innerlich an, sondern auch als Inhalation im Raum. Bei 1,2—1,5 Atm. Druck werden 50—100 ccm einer gesättigten Lösung von Calcium chlorat. (ca. 80%ig) zerstäubt und 1—2 Stunden vor dem zu erwartenden Anfall inhaliert. Immerhin ist die Toleranz der Asthmatiker allen Rauminhalationen gegenüber eine sehr verschiedene, und ich weiß aus Erfahrung, wie häufig man genötigt ist, solche Kuren abzubrechen, weil die Patienten sich in dem Nebelraum aufs unangenehmste beengt fühlen und geradezu von Anfällen heimgesucht werden. Daß auch Lignosulfit und Turiolignin in ungünstigem Sinne wirken, ist bereits früher erwähnt worden. Bedeutend angenehmer werden die Einatmungen mit dem Spiess'schen Medikamentenvernebler empfunden, mag er nun mit Preßluft oder noch besser mit Sauerstoff betrieben werden. Die dabei hauptsächlich verwandten Medikamente sind Nebennierenpräparate (Adrenalin, Tonogen, Supraren, Epinephrin, Epirenan, Suprarenin und Glycirenan). Besonders das Letztere, eine Lösung von einem Teil Epirenan auf 750 Teile Wasser und 250 Teile Glycerin verdunstet infolge seines höheren spezifischen Gewichtes leicht. Sehr gern wird zu 50 g Glycirenan 5 g Chlorcalcium oder 0,5 g Novokain hinzugesetzt. Eine elektrische Heizeinrichtung gestattet es, die Medikamentennebel auch warm einzuatmen. Ob die Adrenalinpräparate wirklich einen Reiz auf die Nervenendigungen der sympathischen Fasern in der Lunge ausüben und durch Vasokonstriktion eine Hemmung der Sekretion herbeiführen, ist zweifelhaft, nachdem Puls und Blutdruck bei dieser Therapie vollkommen unbeeinflußt bleibt und niemals Zucker im Urin auftritt. Jedenfalls haben sie eine lokalanämisierende Wirkung auf den Catarrhus acutissimus des Asthmaanfalles (ZUELZER[86]). Den Eindruck über den klinischen Effekt faßt PLESMANN[87]) so zusammen, daß unkomplizierte Fälle von Asthma bronchiale durch diese Behandlungsart schnell unterdrückt werden. Besteht eine nervöse Grundlage, so wird das Leiden nicht beeinflußt. Schwere Anfälle, die sich an frische Erkältungen anschlossen, erfahren während der Dauer dieser nur vorübergehende Besserung. Bei chronisch asthmatischen Zuständen aber erzielt man nicht nur momentane Erleichterung, sondern bei konsequenter Fortsetzung (bis 50 Inhalationen) manchmal hervorragende Dauererfolge. Im Anfall sind handlichere Apparate wünschenswert und dem hat die Industrie in ausgiebigstem Maße durch Erzeugung von kleinen Taschenzerstäubungsapparaten Rechnung getragen. Ich erwähne den STÄUBLI'schen, in den man 18 Tropfen Adrenalin (1 : 1000) und 2 Tropfen folgender Lösung hineingibt:

Atrop. sulf.	0,1
Cocain. mur.	0.25
Aqua dest.	10,0

Die beiden Lösungen sollen getrennt aufbewahrt werden. Die Wirkung des Adrenalins haben wir oben zu erklären versucht, Atropin lähmt den Vagus, Cocain wirkt sensibilisierend auf die sympathischen Endapparate für das Adrenalin. Atropin und Cocain sind auch die wirksamen Bestandteile des weltbekannten Tuckermittels, welches mittelst eines eigenen Apparates (A. Q. TUCKER, London S. E., Herne Hill onaway Half-moon Lane) zerstäubt wird. Seitdem aber EINHORN das Mittel analysiert hat, haben einheimische Apparate und Mittel, die viel billiger sind, die TUCKER'schen mehr und mehr verdrängt. Wir nennen den EINHORN'schen Apparat, Dr. RITSERT's Eupneuma und BRÜGELMANN's Atropinvernebler. Die Inhalationen mit allen diesen

Apparaten werden durch die Nase vorgenommen in der Voraussetzung, daß die zentripetale Reflexbahn ziemlich häufig von der Nasenschleimhaut ihren Ursprung nimmt und daß man durch fortgesetzte endonasale Behandlung die Erregbarkeit der Schleimhäute in den oberen Luftwegen herabsetzen kann. Infolgedessen werden sie auch nicht nur im Anfall, sondern ebenso außerhalb solcher systematisch gebraucht. Man füllt den Behälter des Zerstäubers bis zu einer bestimmten Marke an, führt sein freies Ende in ein Nasenloch, während man das andere Nasenloch fest zudrückt. Nun wird tief inspiriert und während der Inspiration der Ballon 3—4 mal zusammengedrückt. Entweichen bei der Exspiration, die hinreichend lang und ausgiebig sein soll, aus dem Munde Dämpfe, dann ist die Inhalation geglückt. Sie ist 6—10 mal hintereinander zu wiederholen und auch nach Beendigung des Anfalles am folgenden Tage noch 2—3 mal zu machen. Auf gleiche Weise wird Tulisan inhaliert, eine Flüssigkeit, welche Perubalsam, Alypin, Eumydrin, Nebennierenextrakt und Glyzerin enthält. Zur Kupierung des asthmatischen Anfalles werden ferner schon von altersher Räucherungen mit verglimmendem Salpeterpapier oder sogenannten Asthmakräutern vorgenommen. Zur Bereitung von Salpeterpapier benutzt man am besten mittelstarkes Fließpier, das man in eine gesättigte Salpeterlösung legt, und nachdem sie von der Flüssigkeit vollkommen durchtränkt ist, an ausgespannten Fäden trocknet. Aus diesem Papier schneidet man ca. 3 cm breite und 10—12 cm lange Streifen, von denen 1—2 auf einem Porzellanteller angezündet werden. Dabei entwickeln sich dichte weiße Dämpfe, die vorzüglich Ammoniak und Kohlensäure, daneben auch Cyan und Cyankalium, endlich noch geringe Spuren Kohlenoxyd und freies Kali enthalten. Zu wirken scheinen weniger die narkotischen Bestandteile als vielmehr die reizenden des Ammoniaks, die sofort starken Husten und reichliche Expektoration erzeugen. In den Räucherpulvern und Kerzen sind meist Fol. Stramon., Fol. grindel. robust., Fol. Eucalypt., Lobelia, Cannab. indic., Kal. nitric. und Benzoe enthalten. Die bekanntesten Räucherpulver sind das Reichenhaller, Neumeier's Asthmapulver, Zematose, Asthmakerzen (Karmeliter-Apotheke in München). Im wesentlichen die gleichen Bestandteile enthalten die verschiedenen Asthmazigaretten und -zigarillos. Sie werden ebenso geraucht wie gewöhnliches Rauchmaterial. Doch soll der Rauch nach Möglichkeit tief in die Lunge inhaliert werden. Das Rezept für Espic's Asthmazigaretten nach Trousseau ist folgendes:

Fol. Bellad. 0,3
„ Hyoscyam. 0,15
„ Stramon. 0,15
Extract. op. gumm. ... 0,013
Aqua lauroceras. 9,5

Die Blätter werden fein geschnitten und mit dem Kirschlorbeerwasser, in dem das Opium aufgelöst ist, getränkt. Dann werden sie getrocknet und in Papierhülsen gefüllt, die vorher ebenfalls mit Aqua lauroceras. getränkt und danach getrocknet waren. Um den massenhaften Rauch zu beseitigen, sollen die Blätter zuerst mit einer Salpeterlösung getränkt werden. Ferner sind zu nennen die Wiener Asthmazigaretten, die Plaut'schen und Neumeier's Asthmazigarillos. Die Erfolge beruhen auf der Erregung eines heftigen Hustenanfalles mit großen Mengen klaren wässrigen Schleimes. Auch gewöhnlicher Tabak wirkt namentlich bei Nichtrauchern in gleicher Weise.

Haben alle diese therapeutischen Bestrebungen bei Asthma hauptsächlich die medikamentöse Beeinflussung der Bronchialschleimhaut im Auge, so kommen namentlich bei gleichzeitig bestehendem Emphysem auch gymnastische Momente in Frage, denen durch Anwendung pneumatischer und Vibroinhalation Genüge zu leisten versucht wird. Auf die Methodik und Wirksamkeit dieser Inhalationen soll beim Emphysem bezw. bei der Lungentuberkulose näher eingegangen werden.

IV. Die Erkrankungen des Lungengewebes.

Die *akute genuine Lungenentzündung* erfordert in vielen Fällen die Anwendung von Sauerstoffinhalationen.

Über den Wert derselben ist viel hin und hergestritten worden. Namentlich von physiologischer Seite wurde der Einwand erhoben, daß das Blut beim Atmen reinen Sauerstoffes nicht mehr Sauerstoff aufzunehmen in der Lage wäre als beim Atmen in gewöhnlicher Luft, da das Blut mit Sauerstoff nahezu gesättigt sei. Neuere Forschungen (Abon, Zuntz und Loewy) haben aber erwiesen, daß das arterielle Blut nur zu ca. 82 % mit Sauerstoff gesättigt ist. Es ist auch die Frage aufgeworfen worden, ob das Experimen-

tieren an gesunden Tieren, bei denen eine Vermehrung von Sauerstoff im
Blute nicht nachgewiesen werden konnte, nicht zu falschen Schlußfolgerungen Veranlassung gegeben hat. LOEWY jedenfalls vertritt die Ansicht,
daß bei allen Erkrankungen der Luftwege, wo die mit der Inspirationsluft
zugeführte Sauerstoffmenge zur Arterialisierung des Blutes nicht zureicht,
künstliche Anreicherung der Luft mit Sauerstoff eine gute Wirkung zeitigt.
P. BERT und M. MICHAELIS betonen außerdem, daß die künstliche Zuführung von Sauerstoff direkt chemisch wirke, indem sie die Kohlensäure-
überladung des Blutes bekämpfe.

Es ist geradezu auffallend, wie unter der Anwendung solcher
Inhalationen die Patienten sich beruhigen und ein subjektives
Wohlbefinden eintritt. Puls und Atmung nehmen an Frequenz
beträchtlich ab, Dyspnoe und Cyanose gehen in eklatanter Weise
zurück. Allerdings hat bei der Pneumonie die Möglichkeit der
Sauerstoffaufnahme eine gewisse Grenze, insofern ein mehr oder
weniger großes Lungengebiet infolge der Infiltration seiner Alveolen
von der Sauerstoffaufnahme ausgeschaltet ist. Trotzdem sollte
bei stärkeren Graden von Dyspnoe und besonders bei drohendem
Lungenödem neben etwaiger Venaesektion stets die Sauerstoffinhalation angewendet werden. Mit Hilfe dieser kann selbst bei
eingetretenem Lungenödem, wenn auch der Exitus nicht aufzu-
halten ist, doch der Todeskampf wesentlich erleichtert werden.
Die Anwendung geschieht in der Weise, daß die Michaelismaske
dem Patienten luftdicht auf Mund und Nase gelegt wird. Das
Reduzierventil des Sauerstoffapparates wird soweit geöffnet, daß
das Manometer ca. 3 l pro Minute anzeigt. Mehrmals des Tages
sollen 30—40 l inhaliert werden. Bei Schwerkranken, die eine
luftdicht abschließende Maske unangenehm empfinden, ist ein
einfaches Glasröhrchen anzuwenden, das in den Mund gesteckt
wird. Dabei erfolgt die Einatmung durch den Mund, die Ausatmung durch die Nase.

Auch bei der *Bronchopneumonie* sind Sauerstoffinhalationen angezeigt. Außerdem sorge man zur ständigen Feucht-
haltung der Einatmungsluft Tag und Nacht für Zerstäubung einer
1—2%igen Kochsalz- oder Sodalösung mittelst eines Bronchitiskessels oder eines gewöhnlichen Dampfsprayapparates. Für
die sich mitunter lange hinziehende Rekonvaleszenz empfehlen
sich systematische Inhalationskuren an einschlägigen Badeorten,
die nach den Prinzipien vorgenommen werden, wie sie bei Bron-
chitiden üblich sind.

Die *chronische Pneumonie*, welche mit Vorliebe die Unter-
lappen im Anschluß an Influenza, Keuchhusten und Masern be-
fällt, bietet ein dankbares Gebiet für Inhalationen. Besonders bei
reichlicher Sekretion und Zerfallsprozessen sind Einatmungen von
Wasserdämpfen, Terpentin oder Karbolsäure, wie sie bei
der Bronchoblennorrhoe und der Bronchitis foetida besprochen
wurden, angezeigt. Auch Schwefelgasinhalationen finden
Fürsprecher, ebenso Turiolignin, dem nachgerühmt wird, daß
es zugleich als Prophylacticum gegen Tuberkelbazillenaussaat wert-
voll ist. Um der Lungenschrumpfung entgegenzuarbeiten, kann
man beim Entfieberten und bereits erholten Patienten die medikamentöse Inhalationstherapie mit einer gymnastischen kombi-
nieren, indem man dem jeweiligen Kräftezustand angepaßte
pneumatische oder Vibroinhalationen verordnet.

Diese Verbindung gymnastischer und pharmakologischer Beeinflussung der Respirationsorgane wird namentlich bei der Inhalationsbehandlung des *Lungenemphysems* angestrebt. Der fast
ausnahmslos das Emphysem begleitende chronische Bronchialkatarrh oder die mit ihr vergesellschafteten asthmatischen Anfälle
erfordern die Anwendung derjenigen Medikamente, welche oben
erwähnt wurden. Das Emphysem als solches wird aber nur insoweit
durch diese Medikamente gebessert werden können, als durch
Beseitigung dieser Begleiterscheinungen die Luftwege für die Atmung freier werden und damit eine Ursache für Steigerung des
Emphysems wegfällt. Fügt man aber eine gymnastische Komponente, wie es bei der pneumatischen und Vibroinhalation
der Fall ist, hinzu, so gewinnt man auch einen direkten Einfluß
auf das Emphysem.

Die klassischen Studien WALDENBURG's[88]) geben eine erschöpfende Darstellung der pneumatischen Inhalationsbehandlung.
Für das Emphysem kommen Einatmung verdichteter und Ausatmung in verdünnter Luft in Frage, und zwar können beide
Arten kombiniert oder jede für sich angewendet werden. Durch
die Ausatmung in verdünnte Luft wird das Volumen der
Lunge verkleinert, die Retraktionskraft erhöht, die vitale Lungenkapazität durch Verminderung der Residualluft vermehrt, die
Exspirationskraft gehoben, die Ventilation der Lunge verbessert
und damit dyspnoische Beschwerden beseitigt bezw. verhindert.
Die Ursache der Exspirationsinsuffizienz ist aber häufig nicht allein

das Emphysem, sondern auch die begleitende Bronchitis. Auch diese wird durch Ausatmung in verdünnte Luft günstig beeinflußt, da sie durch Lockerung des Sekretes als kräftiges Expektorans wirkt. Zuweilen ruft sie aber einen so starken Hustenreiz hervor, daß diese Behandlungsart nur schwer oder gar nicht ertragen wird. In solchen Fällen empfiehlt sich die Verbindung mit Einatmung komprimierter Luft oder diese allein. Sie überwindet das Hindernis, welches die entzündeten und verengten Bronchien dem Luftzutritt entgegensetzen und auch die Inspiration erschweren, und wirkt außerdem insofern entzündungswidrig, als sie die Lungenkapillaren komprimiert. Ebenso ist sie in der Lage, den Bronchospasmus bei asthmatischen Zuständen in gleicher Weise mechanisch zu beeinflussen wie den Catarrhus acutissimus. Schließlich verbessert sie auch die Inspirationsstellung der Lunge, ohne die Exspiration zu schädigen. Fügt man nun der komprimierten Luft nur wenige Tropfen flüchtiger Medikamente hinzu, so dringen diese mit ganz besonderer Intensität, d. h. reichlicher und tiefer, in den Respirationstractus ein als bei gewöhnlicher Inhalation. Im allgemeinen wird $1/60$ Atmosphärendruck sowohl bei der Inspiration komprimierter als bei der Exspiration in verdünnte Luft angewendet und nur allmählich auf höchstens $1/40$ Atmosphärendruck gesteigert. Eine Sitzung von 5—20 Minuten am Tage genügt.

Die Unterdruckatmung nach BRUNS verbindet mit der Ausatmung in verdünnte Luft zugleich deren Einatmung. Der Widerstand, der sich hierbei während der Inspirationsphase ergibt und durch Anziehen einer Schraube am Regulierventil der Inhalationsmaske beliebig gesteigert werden kann, zwingt die Inspirationsmuskeln zu intensiverer Anspannung. Es handelt sich also um eine Atemgymnastik, welche methodisch fortgesetzt, schließlich zu einer Steigerung der vitalen Lungenkapazität und einer Erhöhung der Inspirationskraft führt. Dabei sorgt das Ausatmen in verdünnte Luft dafür, daß es nicht zu abnormer Zurückhaltung von Luft in der Lunge kommt. Man beginnt am besten mit einer Luftverdünnung von 5 cm Wassersäule und läßt 2 Minuten atmen. Dann schaltet man eine Pause von 5 Minuten ein, worauf wieder 2 Minuten lang Unterdruckatmung erfolgt. Nach einer zweiten Pause von 5 Minuten läßt man nochmals 2 Minuten Unterdruck atmen. Im Laufe der nächsten Tage bezw. Wochen steigert man den Unterdruck langsam auf 15—20 cm Wassersäule und die Dauer der Sitzungen auf 3 mal täglich eine halbe Stunde evtl. mit kurzen zwischengeschobenen Pausen. Bei jeder Sitzung muß der Unterdruck langsam gesteigert und am Schluß langsam verringert werden. Neigung zu Lungenblutungen und starke Dyspnoe bilden Kontraindikationen für die Anwendung verdünnter Luft. Auch die Unterdruckatmung wird übrigens mit der Inhalation von Medikamenten kombiniert. Die Medikamentenzufuhr wird gleichfalls durch das Regulierventil der Maske geregelt.

Bei der Vibroinhalation handelt es sich um eine Verbindung von Inhalation mit Vibrationsmassage. Die leitende Idee des Erfinders BAYER[89]) war, daß die Luftwellen von den gesunden Teilen des Respirationstractus, welche an Elastizität nichts eingebüßt haben, abgestoßen werden, hingegen von den erkrankten Stellen nicht. Hier, wo die Sekretion auch vermehrt ist, haben die im Luftstrom suspendierten Teilchen der Medizin somit ausgiebig Gelegenheit, sich niederzuschlagen und ihre Wirkung zu entfalten. Zugleich sollen die muskulären Elemente gekräftigt, Verklebungen und Verwachsungen gelockert und allmählich gelöst, Sekrete entfernt und die Blutzirkulation verbessert werden. Durch die sehr ausgiebige Ausatmung beim Doppelapparat soll sozusagen eine „Drainage" der Lungen erfolgen, nicht allein inbezug auf angesammelte Sekrete, sondern auch auf Residualluft. Nach diesen Vorstellungen würde zugleich die begleitende Bronchitis und das Emphysem als solches bekämpft werden. Aber noch andere Momente werden von den Befürwortern der Vibroinhalation ins Feld geführt, die ihre Wirksamkeit beim Emphysem und Asthma erklären sollen. So wird behauptet, daß durch die Vibration nicht nur die Vagusendigungen, sondern auch die Bronchialmuskeln selbst eine sedative Beeinflussung erfahren. Die Dyspnoe wird bekämpft durch Verminderung des Sauerstoffdefizits infolge des passiv zugeführten Luftüberschusses. Als Medikament werden 3%ige aromatische Öle oder Adrenalin-Inhalant empfohlen. Bei Letzterem konnte GERBER[90]) feststellen, daß die unter einem gewissen, wenn auch nicht großen Druck zugeführte Adrenalinmenge in ihrer Wirkungsweise die subkutane Applikation erreicht, wenn nicht übertrifft. Mir selbst fehlt jegliche Erfahrung mit dieser Inhalation. Ich kann aber nicht umhin, auch ein abfälliges Urteil anzuführen. FLESCH[91]) beobachtete zwar Verflüssigung und

Mobilisierung des Sekrets bei begleitendem Katarrh, zugleich aber auch Steigerung der Atemfrequenz und Herabrücken der unteren Lungengrenzen mit merklicher Verkleinerung der Respirationsbreite, und zwar nicht allein perkutorisch, sondern auch am Röntgenschirm. Entschließt man sich trotzdem zu dieser Inhalation, so soll sie höchstens 4 mal 5 Minuten mit dazwischenliegenden Pausen betragen.

Besteht bei Emphysem hochgradige Cyanose als Ausdruck einer konsekutiven Zirkulationsstörung, dann kommen auch Sauerstoffinhalationen in Betracht.

Bei *Lungenabszeß* und *Lungengangrän* geht die Inhalationstherapie nach ähnlichen Grundsätzen vor wie bei Bronchoblennorrhoe, Bronchitis foetida und Bronchiektasien (s. o.) Terpentin, Latschenöl, Eucalyptol, Eulimen, Menthol, Karbolsäure, Thymol und Kreosot sind die bevorzugten Mittel. Empfohlen wird auch Kresamin in 5—20%iger Lösung. Es ist eine in Wasser lösliche Mischung von Trikresol und Methylendiamin, welche die Schleimhaut nicht reizt und Eiweiß, Schleim und Eiter löst. Ein Vorzug ist seine alkalische Reaktion, weil hierdurch Fällungen mit den alkalischen Gewebssäften vermieden werden. HERYNG[92]) ist der Ansicht, daß alle inhalierten Antiseptica vornehmlich auf dem Wege der Resorption ihre Wirkung entfalten.

Ein großer prinzipieller Streit entbrannte über den Wert oder Unwert von Inhalationen bei *Lungentuberkulose*. Auf der einen Seite machten sich die kühnsten Hoffnungen geltend, daß man auf diesem direkten Wege der verheerenden Seuche endgültig beikommen könnte, auf der anderen Seite gossen die Skeptiker viel Wasser in den Wein. In beiden Lagern begegnet man Übertreibungen.

Es ist daher von Wichtigkeit, sich zunächst darüber klar zu werden, was man von medikamentösen Inhalationen überhaupt bei Lungentuberkulose erwarten darf. Ich muß BRÜHL[70]) vollkommen beipflichten, daß eine direkte Beeinflussung der tuberkulös erkrankten Lungenherde nicht möglich ist, einmal weil die Medien nicht in genügender Menge bis zum Krankheitsherd vorzudringen vermögen, sodann aber weil die erkrankten Teile mehr oder weniger von der Atmung ausgeschaltet sind, so daß die Medikamente in viel größerem Maße die gesunden Teile treffen und dort u. U. chemisch schädlich wirken können. Hält man an diesem Gesichtspunkte fest, so schmilzt die Zahl der empfohlenen Mittel wesentlich zusammen und selbst ihre Erwähnung kann füglich übergangen werden, da ihre Anwendung auf falschen Voraussetzungen basiert. Mögen sie auch im Reagenzglas noch so antiseptische und bakterizide Eigenschaften entwickeln, so lassen sich diese nicht ohne weiteres auf den erkrankten Menschen übertragen. Es hieße aber das Kind mit dem Bade ausschütten, wollte man deswegen jeglichen Wert von medikamentösen Inhalationen bei Lungentuberkulose leugnen. Nur muß man sich vor Augen halten, daß ihre Wirksamkeit wohl in den seltensten Fällen eine direkte sein kann, sondern vorwiegend eine indirekte. Die Lungentuberkulose ist meist von diffusen Bronchialkartarrhen und Erkrankungen der oberen Luftwege begleitet. Gerade die letzteren sind nach GROBER[93] für die Tuberkulose ätiologisch von größter Wichtigkeit. Auf diesem Gebiet aber können medikamentöse Inhalationen eine weitreichende Wirkung entfalten. Erreicht das Medikament wegen Verstopfung der Bronchien und Bronchiolen mit Sekret auch nicht immer den Erkrankungsherd selbst, so wird es an der Grenze zwischen gesundem und krankem Gebiet sich heilsam betätigen, indem es die entzündete Schleimhaut zur Abschwellung bringt, das Sekret verflüssigt und auf diese Weise schrittweise tiefer gelangt. Dazu kommt, daß die Mittel von der hierfür außerordentlich disponierten Schleimhaut des Respirationstractus resorbiert werden und auf dem Wege des Blutkreislaufes dortselbst wieder zur Ausscheidung gelangen, und zwar auch an Stellen, die zuvor von dem Inhalationsnebel gar nicht getroffen wurden. Diese Überlegungen werden uns ebenso vor übertriebenem Optimismus wie vor gleich verwerflichem Nihilismus schützen. In gewissen Fällen allerdings werden wir von Inhalationen ganz absehen müssen, so bei frischen tuberkulösen Prozessen, wo eine Ruhigstellung der Lunge die erste Sorge sein muß, bei Neigung zu Haemoptoe, bei frischer Pleuritis, Fieber und stärkerer Dyspnoe.

Überschauen wir die Medikamente, deren Inhalation bei der Lungentuberkulose in Betracht kommen, so begegnen wir zunächst allen denjenigen, welche bei den Katarrhen der oberen Luftwege und der Bronchien schon Erwähnung fanden. Hier seien einige besonders hervorgehoben. Wegen ihrer Fähigkeit, in der Luft schwebend die periphersten Lungenabschnitte zu erreichen, werden trockene Kochsalznebel ganz besonders empfohlen. Aus demselben Grunde erfreuen sich auch ätherische Öle großer Beliebtheit, so Ol. Eucalypt., Thymol, Ol. Menth., Ol. pin. pumil. und Turiopin in der bereits öfter angegebenen Weise. Schon bei der Inhalationsbehandlung der chronischen Bronchitis erwähnten wir die günstige Wirkung des Lignosulfits und Turiolignins. HEINDL[94] wandte speziell ersteres auch bei Kehlkopf- und Lungentuberkulose mit gutem Erfolg an. Er hält das Heilmittel allerdings nicht für spezifisch, sondern ist der Meinung, daß es kraft seiner expektorierenden und desinfizierenden

Wirkung die stagnierenden Massen aus den Luftwegen herausschafft, einen weiteren Zerfall der Gewebe hintanhält und so eine Infektion des Gesamtorganismus durch Resorption von Zerfallsprodukten verhindert. Auffallend ist jedenfalls neben der lokalen Besserung die gute Wirkung auf den Allgemeinzustand. Gleich günstige Beobachtungen wurden auf der Schrötter'schen Klinik von Ehlich[95]) bei nicht zu weit vorgeschrittenen tuberkulösen Katarrhen gesammelt. Bei schweren Phthisikern hingegen riefen die Inhalationen starke Reizerscheinungen mit subjektivem Erstickungsgefühl hervor. Das Gleiche gilt vom Turiolignin. Die den ätherischen Ölen nahestehende Gruppe der Antiseptica haben wir in unseren bisherigen Ausführungen ebenfalls schon oft besprochen. Sie spielen auch in der Inhalationsbehandlung der Lungentuberkulose eine große Rolle. Kreosot, Kreosotal und Guajakol, 25—50 Tropfen auf 1 l destilliertes Wasser oder ein Resolvens mittelst eines feiner zerstäubenden Dampfapparates inhaliert, beeinflussen die begleitende Bronchitis auf das Wohltätigste. Über das phenylpropiolsaure Natrium haben wir Ausführlicheres bei der Besprechung der Kehlkopftuberkulose mitgeteilt. Bulling[68]) will bei seiner inhalatorischen Anwendung nicht nur lokale Besserung, sondern auch Aufhören der Nachtschweiße, Rückkehr der Temperatur zur Norm und Verschwinden der Bazillen beobachtet haben. Selbst im 3. Stadium ist eine expektorierende und appetitbringende Wirkung festzustellen. Es sei daran erinnert, daß nach Brühl die Wirkung keine spezifische, sondern eine resorptionsbefördernde ist. Eines Versuches wert ist ferner die Inhalation von Fumiform, einer Mischung von reinem Asphalt mit kleinen Mengen Myrrhe und Benzoeharz. Dasselbe ist in Form von Tabletten zu 2 g im Handel. Diese werden in einer Schale durch Erhitzen zum Verdampfen gebracht und die Dämpfe ein bis zwei Stunden lang in einem geschlossenen Raum inhaliert. Wirksam dabei sind die Asphaltdämpfe, von denen in industriellen Betrieben beobachtet wurde, daß sie Bronchialkatarrhe und gerade auch gleichzeitige Tuberkulose in günstigem Sinne beeinflußten (Floer[96]). Ein weiteres Inhalationsmittel ist das Igazol, ein Gemisch von Formaldehyd, Trioxymethylen und Jod. Es stellt ein weißes Pulver dar, welches beim Erhitzen Formaldehyd und Jod abspaltet. Man verdampft, bei 2 g beginnend, allmählich bis zu 8 g Igazol pro die und läßt die

Patienten sich von Beginn der Dampfentwicklung an in dem Raume, in welchem das Präparat verdampft wird, aufhalten, damit sie sich an die Dämpfe gewöhnen. BEERWALD[97]) kommt zu einem günstigen Urteil und erklärt es für „das vielleicht vollkommenste Mittel gegen jede Form von Bronchitis", wenngleich er es nicht für spezifisch hält. Es verringert die Sekretionsmenge, verwandelt eitriges Sputum in schleimiges, hebt den Appetit und vertieft den Schlaf. Daß M. WOLFF[98]) zu anderen Schlüssen kommt, liegt wohl daran, daß er eine spezifische Wirkung erwartete. Die Ablehnung des Mittels durch HOFFNER[99]) schließlich ist nicht stichhaltig, da er nach der Bekundung LIEBREICH's[100]) nicht Igazol, sondern ein anderes Formaldehyd enthaltendes Präparat angewendet hatte, welches Augenbrennen, Kopfschmerzen, Appetitlosigkeit und Brechreiz hervorgerufen hatte. Erwähnen wir noch die Inhalation mit Schwefelwässern, welche durch Herabsetzung der Schleimhautsensibilität Hustenreiz und Atemnot mildert, daneben aber auch flüssige Sekretion anregt und saprophytische bezw. pathogene Bakterien hemmt, sowie von Stickstoff in Form von Zerstäubungen der Arminiusquelle zu Lippspringe oder der Ottilienquelle zu Paderborn, denen Gase entströmen, welche 80—90% Stickstoff enthalten, so ist der medikamentöse Inhalationsschatz gegen Lungentuberkulose im wesentlichen erschöpft. Nachdem die Meinung, man könne die Temperatur der Lungen durch Inhalation trockener, heißer Luft (WEIGERT) oder feuchtwarmer Luft (KRULL) erhöhen und durch die erzeugte Hyperämie gleichsam eine Sterilisation des Lungengewebes herbeiführen, auf Grund zahlreicher experimenteller Untersuchungen als abgetan gelten kann, bleibt nur noch die Besprechung der pneumatischen und Vibroinhalation bei Lungentuberkulose. Gegen die begleitende Bronchitis wirkt sowohl Exspiration in verdünnte Luft wie Inspiration komprimierter Luft, die auch miteinander kombiniert verordnet werden können. Die Inspiration komprimierter Luft hat aber bei der Lungentuberkulose noch den Vorzug, daß sie die vitale Lungenkapazität steigert, Lungen und Thorax dehnen sich besser aus als sonst bei tiefster Inspiration und dadurch wird der Gasaustausch in den Lungen gehoben. Selbst atelektatische Bezirke können auf diese Weise allmählich wieder in die Atmung einbezogen werden. Bestehen Residuen einer Pleuritis (Schwarten, Einziehungen des Thorax),

so ist der von innen auf die Lungen und den Thorax wirkende
Druck imstande, die kollabierten Lungenpartien wieder atmungs-
fähig zu machen und dadurch auch die pleuritischen Schwarten
zu lockern und nach und nach zur Resorption zu bringen. Daß
Inspiration verdünnter Luft die Inspirationsmuskeln kräf-
tigt, haben wir bereits oben bei der Besprechung der Unterdruckatmung nach BRUNS erfahren. Auch diese Wirkung wird bei
paralytischem Thorax und beginnender Phthise sowie nach ab-
gelaufener Pleuritis nutzbar gemacht. Durch Einschaltung eines
ätherischen Öles in den Einatmungsstrom wird die Bekämpfung
der begleitenden Bronchialkatarrhe wesentlich unterstützt. Bei
der Vibroinhalation will der Erfinder BAYER neben den oben
schon erwähnten Vorzügen bei tuberkulösen Katarrhen auch eine
Autotuberkulinisation beobachtet haben. Als Medikament verwendet er ein Methylglykokolsäureester des Guajakols. Seine
günstigen klinischen Beobachtungen werden teils bestätigt (ZAJI-
CEK[101]), MUSIL[102]), teils aber auch heftig kritisiert (TELEKY[103]).
Auch FLESCH[91]) teilt 2 Fälle von abundanter Lungenblutung im
Anschluß an die Vibroinhalation mit, während WEISS[104]) auch
sonstige Verschlechterungen beobachtet haben will. So ist die
Anwendung dieser Inhalation bei Lungentuberkulose noch keineswegs spruchreif.

Literatur.

1. Verhandl. d. Ges. dtsch. Naturforsch. u. Ärzte. Hamburg 1902.
2. Zeitschr. f. d. ges. exp. Med., Bd. 10, H. 5/6, 1920.
3. Münch. med. Wochenschr. 1910, Nr. 50.
4. Union médicale Nr. 80.
5. Zeitschr. f. klin. Med., Bd. 13, 1887.
6. Dtsch. med. Wochenschr. 1889, S. 539.
7. Med. Klinik, 1905, Nr. 41.
8. OERTEL: Respirator. Therapie (ZIEMSSEN: Handb. der Allg. Therapie. Bd. I), Leipzig 1882.
9. Zitiert bei OERTEL: Respiratorische Therapie.
10. Dtsch. med. Wochenschr. 1883, Nr. 47.
11. Dtsch. med. Wochenschr. 1902, Nr. 25.
12. Münch. med. Wochenschr. 1888, Nr. 28.
13. Wien. med. Presse 1898, Nr. 39.
14. Dtsch. med. Wochenschr. 1915, Nr. 30.
15. Zitiert nach MAYERHOFER: Dtsch. med. Wochenschr. 1912, Nr. 48.
16. Zitiert nach SCHÜTZE: Med. Klinik 1908, Nr. 50.
17. Med. Klinik 1920, Nr. 24.
18. Dtsch. med. Wochenschr. 1901, Nr. 44.
19. Münch. med. Wochenschr. 1901, Nr. 26 und 40.
20. Berl. klin. Wochenschr. 1906, Nr. 11.
21. Med. Klinik 1910, Nr. 51.
22. Münch. med. Wochenschr. 1901, Nr. 26.
23. Zeitschr. f. physik. u. diät. Therapie, Bd. VI, H. 5. 1902/03.
24. Dtsch. med. Wochenschr. 1888, Nr. 38 und 39.
25. Zeitschr. f. Krankenpfl. 1906 (Ärztl. Polytechnik, Nr. 5).
26. Berl. klin. Wochenschr. 1906, Nr. 11.
27. Berl. klin. Wochenschr. 1906, Nr. 12 und 30.
28. XXI. Kongreß f. inn. Medizin. Leipzig. 5. Sitzung.
29. Zeitschr. f. Krankenpfl. 1904, Nr. 3.
30. NEBEL: Zeitschr. f. physik. u. diät. Therapie, Bd. XIV, H. 1.
31. Dtsch. Arch. f. klin. Med., 68. Bd., 1900.
32. Berl. klin. Wochenschr. 1879, Nr. 29.
33. Münch. med. Wochenschr. 1900, Nr. 19.
34. Dtsch. med. Wochenschr. 1908, Nr. 52.
35. Berl. klin. Wochenschr. 1880, Nr. 34.
36. Berl. klin. Wochenschr. 1880, Nr. 47.
37. Dtsch. med. Wochenschr. 1908, Nr. 20.
38. Die Medizin für Alle 1909, Nr. 3.
39. Zentralbl. f. Laryngol., 1898.

40. Dtsch. med. Wochenschr. 1918, Nr. 17.
41. Dtsch. med. Wochenschr. 1908, Nr. 49.
42. Zeitschr. f. klin. Med. Bd. 13, 1888.
43. Berl. klin. Wochenschr. 1906, Nr. 12.
44. Therapeut. Monatshefte 1903, Jan.
45. Wien. klin. Rundschau 1904, Nr. 35.
46. Med. Klinik 1905, Nr. 41.
47. RIGLER: Berl. klin. Wochenschr. 1891, Nr. 18.
48. Med. Klinik 1910, Nr. 21.
49. Prager mediz. Wochenschr. 1915, Nr. 25.
50. Dtsch. med. Wochenschr. 1912, Nr. 48.
51. FALK: Med. Klinik 1910.
52. Dtsch. med. Wochenschr. 1884, S. 12.
53. BRAUER'S Beitr. z. Klin. d. Tuberk., Bd. V, H. 3.
54. Berl. klin. Wochenschr. 1891, Nr. 45.
55. Med. Klinik 1906.
56. Wiener Presse 1891, Nr. 52.
57. Dtsch. med. Wochenschr. 1882, Nr. 17.
58. Wien. med. Presse 1879, Nr. 42.
59. Wien. med. Presse 1879, Nr. 37.
60. Wien. med. Presse 1879, Nr. 42.
61. Wien. med. Wochenschr. Jg. 24, Nr. 50, 51, 52.
62. Berl. klin. Wochenschr., Jg. 14, Nr. 49 und 51.
63. Berl. klin. Wochenschr., Jg. 14, Nr. 49.
64. Therapeut. Monatshefte 1887, März.
65. Journ. méd. franc. 1911.
66. Journ. de méd. et de chirurg. prat. 1911.
67. Wien. klin. Rundschau 1904, Nr. 35.
68. Münch. med. Wochenschr. 1904, Nr. 17 u. 36 und 1905 Nr. 8.
69. Münch. med. Wochenschr. 1905, Nr. 18.
70. BRAUER'S Beitr. zur. Klin. d. Tuberk., Bd. 5, H. 3.
71. Prager med. Wochenschr. 1915, Nr. 25.
72. Dtsch. med. Wochenschr. 1912, Nr. 48.
73. Dtsch. Arch. f. klin. Med., Bd. 68.
74. In PENZOLDT-STINTZING: Handbuch d. Ther. inn. Krankh., 3. Aufl.,
    1902.
75. SCHALENKAMP: Zeitschr. f. Tuberk. u. Heilstättenwesen, Bd. 7,
    H. 5, 1905.
76. Wien. klin. Rundschau 1904, Nr. 35.
77. Berl. klin. Wochenschr. 1880.
78. Dtsch. med. Wochenschr. 1886, Nr. 21.
79. Wien. med. Blätter 1887, Nr. 5.
80. Therapie der Gegenwart 1904, Nr. 3.
81. Bulletin de Thérapie 1891, Oktober.
82. Bulletin de Thérapie 1891, November.
83. Therapeut. Monatsh. 1903, November.
84. Münch. med. Wochenschr. 1889, Nr. 29.

85. Münch. med. Wochenschr. 1914, S. 289.
86. Berl. klin. Wochenschr. 1911, Nr. 7.
87. Berl. klin. Wochenschr. 1914, Nr. 16.
88. WALDENBURG: Die pneumatische Behandlung der Respirations- und Zirkulationskrankheiten. Berlin 1875.
89. Wien. med. Wochenschr. 1914, Nr. 27.
90. Berl. klin. Wochenschr. 1913, Nr. 47.
91. Wien. klin. Wochenschr. 1917, Nr. 39.
92. Verhandl. des I. intern. Laryng.-Rhinol. Kongresses, Wien 1909.
93. Klin. Jahrb., Bd. 14, 1905.
94. Wien. klin. Wochenschr. 1895, Nr. 39 und 40.
95. Wien. klin. Wochenschr. 1896, Nr. 15.
96. Med. Klin. 1918, Nr. 14.
97. Therap. Monatsh. 1901, Februar.
98. Dtsch. med. Wochenschr. 1901, Nr. 28.
99. Therap. Monatsh. 1901, Februar.
100. Therap. Monatsh. 1901, April.
101. Wien. med. Wochenschr. 1916, Nr. 41.
102. Wien. med. Wochenschr. 1917, Nr. 17.
103. Wien. klin. Wochenschr. 1917, Nr. 36 u. 47.
104. Wien. klin. Wochenschr. 1918, Nr. 39.

Sachverzeichnis.

Namenverzeichnis.

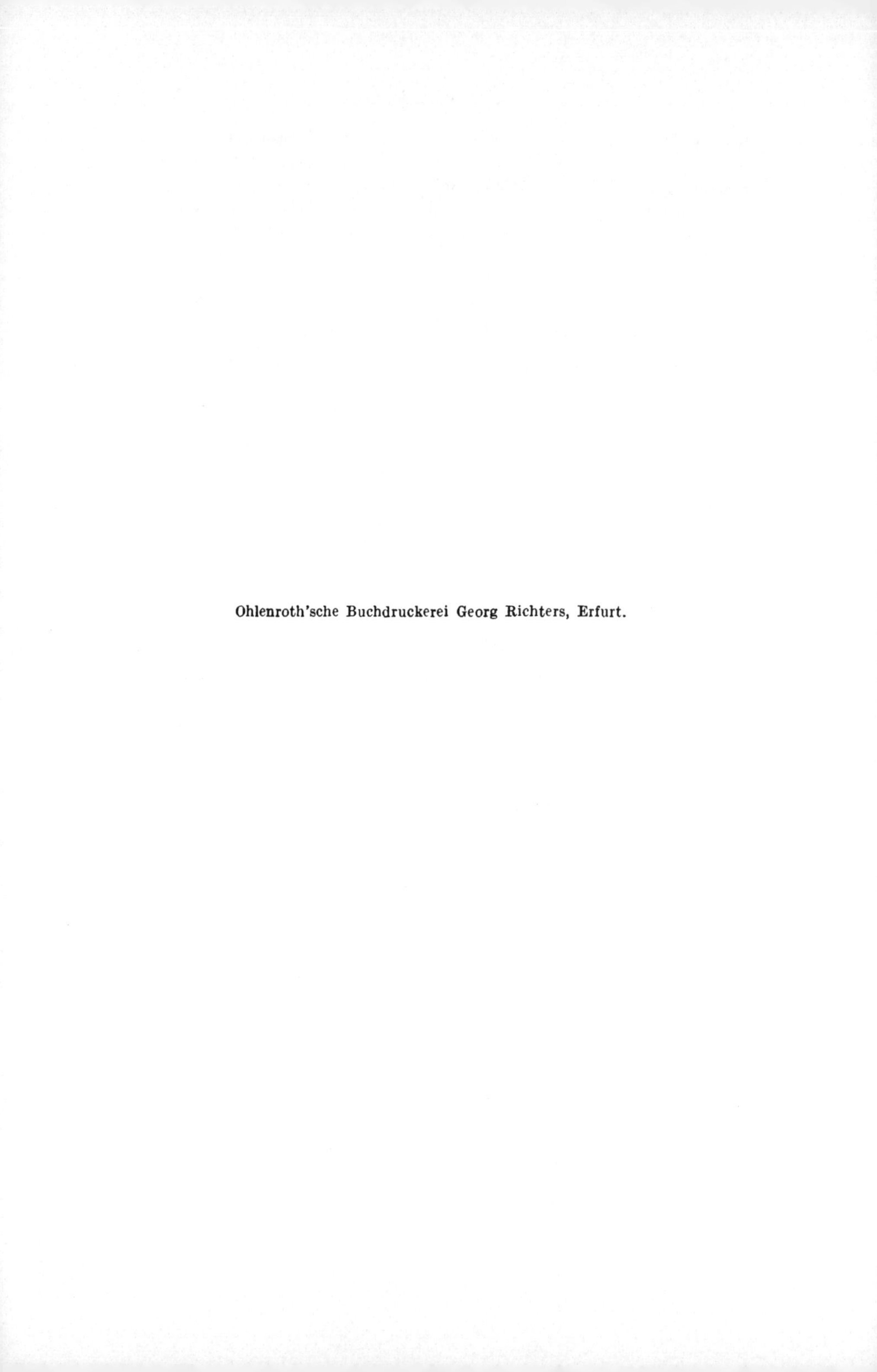

Ohlenroth'sche Buchdruckerei Georg Richters, Erfurt.

Verlag von Julius Springer in Berlin W 9

Atmungs-Pathologie und -Therapie. Von Dr. **Ludwig Hofbauer,** Erste Medizinische Universitätsklinik in Wien. Mit 144 Textabbildungen. 1921. GZ. 12

Atmungsgymnastik und Atmungstherapie. Von Dr. med. et jur. **Franz Kirchberg,** leitender Arzt des Berliner Ambulatoriums für Massage. Mit 78 Abbildungen im Text und auf 4 Tafeln. 1913. GZ. 6,6

Die Methoden der künstlichen Atmung und ihre Anwendung in historisch-kritischer Beleuchtung mit besonderer Berücksichtigung der Wiederbelebungsmethoden von Ertrunkenen und Erstickten. Von Dr. **G. van Eysselsteijn,** Direktor des Universitäts-Krankenhauses in Groningen. Mit einem Vorwort von Prof. K. F. Wenckebach in Straßburg i. E. 1912. GZ. 3,2

Erkältungskrankheiten und Kälteschäden, ihre Verhütung und Heilung. Von Prof. Dr. **Georg Sticker** in Münster i. W. Mit 10 Textabbildungen. (Aus: Enzyklopädie der klinischen Medizin. Spezieller Teil.) 1915. GZ. 12

Physikalische Therapie innerer Krankheiten. Von Dr. med. **M. van Oordt,** leitender Arzt des Sanatoriums Bühler Höhe. 1. Band: **Die Behandlung innerer Krankheiten durch Klima, spektrale Strahlung und Freiluft (Meteorotherapie).** Mit 98 Textabbildungen, Karten, Tabellen, Kurven und 2 Tafeln. (Aus: Enzyklopädie der klinischen Medizin. Allgemeiner Teil.) 1920. GZ. 18

Die Praxis der physikalischen Therapie. Ein Lehrbuch für Ärzte und Studierende. Von Dr. **A. Laqueur,** leitendem Arzt der Hydrotherapeutischen Anstalt und des Medikomechanischen Instituts am Städtischen Rudolf Virchow-Krankenhaus zu Berlin. Zweite, verbesserte und erweiterte Auflage der „Praxis der Hydrotherapie". Mit 98 Textfiguren. 1922. Gebunden GZ. 10,4

Elektrotherapie. Ein Lehrbuch. Von Dr. **Josef Kowarschik,** Primararzt und Vorstand des Instituts für physikalische Therapie im Kaiser-Jubiläums-Spital der Stadt Wien. Zweite, verbesserte Aufl. Mit etwa 260 Abbildungen u. 5 Tafeln. Erscheint im Sommer 1923.

Die Diathermie. Von Dr. **Josef Kowarschik,** Primararzt und Vorstand des Instituts für Physikalische Therapie im Kaiser-Jubiläums-Spital der Stadt Wien. Vierte, umgearbeitete Auflage. Mit etwa 89 Textfiguren. In Vorbereitung.

Untersuchungen über den Kunstgesang. I. Atem- und Kehlkopfbewegungen. Von Dr. **Max Nadoleczny,** Privatdozent an der Universität in München. Mit 73 Abbildungen und 14 Tabellen. 1923. GZ. 10; gebunden GZ. 11,5